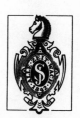

Otto Weingärtner

Homöopathische Potenzen

Wunsch und Wirklichkeit bei der Suche
nach der therapeutisch wirksamen Komponente

Mit 31 Abbildungen

Springer-Verlag
Berlin Heidelberg New York
London Paris Tokyo
Hong Kong Barcelona
Budapest

Dr. phil. nat. Otto Weingärtner
Abteilung Grundlagenforschung, Statistik und EDV
Pharmazeutische Fabrik Dr. Reckeweg & Co. GmbH
Berliner Ring 32
W-6140 Bensheim

ISBN 3-540-55609-5 Springer-Verlag Berlin Heidelberg New York

Die Deutsche Bibliothek – CIP-Einheitsaufnahme
Weingärtner, Otto: Homöopathische Potenzen: Wunsch und Wirklichkeit bei der Suche nach
der therapeutisch wirksamen Komponente / Otto Weingärtner. – Berlin; Heidelberg;
New York; London; Paris; Tokyo; Hong Kong; Barcelona; Budapest: Springer, 1992
ISBN 3-540-55609-5

Die Wiedergabe von Gebrauchsnamen, Handelsnamen, Warenbezeichnungen usw. in diesem
Werk berechtigt auch ohne besondere Kennzeichnung nicht zu der Annahme, daß solche Na-
men im Sinne der Warenzeichen- und Markenschutz-Gesetzgebung als frei zu betrachten wären
und daher von jedermann benutzt werden dürften.

Produkthaftung: Für Angaben über Dosierungsanweisungen und Applikationsformen kann
vom Verlag keine Gewähr übernommen werden. Derartige Angaben müssen vom jeweiligen
Anwender im Einzelfall anhand anderer Literaturstellen auf ihre Richtigkeit überprüft werden.

Satz: Reproduktionsfertige Vorlage vom Autor
27/3145 – 5 4 3 2 1 0 – Gedruckt auf säurefreiem Papier

Danksagung

Ich danke der Karl-und-Veronica-Carstens-Stiftung im Stifterverband für die Deutsche Wissenschaft dafür, daß Sie es mir ermöglicht hat, zum Teil sehr umfangreiche Untersuchungen in die Tat umzusetzen. Ich danke ferner all denjenigen Freunden und Kollegen, die mir durch ihre Diskussionsbereitschaft geholfen haben, stets zwischen berechtigtem Zweifel und übernommenem Vorurteil zu unterscheiden.

O. Weingärtner   Bensheim, April 1992

Vorwort

Läßt sich naturwissenschaftlich nachvollziehen, daß und warum bestimmte Stoffe, wenn man sie *potenziert*, d.h. stufenweise 1:10 (bzw. 1:100, 1:50000, etc.) unter Zuführung mechanischer Energie verdünnt, auch bei höheren Verdünnungsgraden eine andere Wirkung auf biologische Systeme haben als das Lösungsmittel ?

Diese Frage ist, in neutraler Formulierung, der eigentliche Kern jeder Diskussion darüber, ob die Homöopathie als wissenschaftlich begründbares Therapieverfahren zu gelten hat oder nicht. Sie ist seit Entstehen der Homöopathie nicht beantwortet. Ihre Relevanz ergibt sich daraus, daß die Homöopathie sich als medikamentöse Therapie versteht, vom Arzneimittel an sich also eine therapeutische Beeinflussungsqualität vorausgesetzt wird. Daß auch Potenzen mit einem Verdünnungsgrad oberhalb der stofflichen Nachweisgrenze in die Fragestellung mit eingeschlossen werden müssen, ergibt sich erstens daraus, daß in der Praxis täglich mit solchen Potenzen gearbeitet wird, eine Beschränkung auf niedere Potenzen also praxisfern wäre, und zweitens aus der offensichtlichen Überflüssigkeit der Themenbehandlung bei einer Beschränkung auf *niedere Potenzen*, da niemand an deren Wirkung, nämlich einer stoffgebunden nachvollziehbaren, ernsthaft zweifelt. Ob die Wirksamkeit von nach dem Simileprinzip verabreichten Niederpotenzen eine therapeutisch positive ist, ist eine andere Frage, die zum Thema *Nachweis der Richtigkeit des Simileprinzips* gehört und hier nicht behandelt werden soll. Es geht hier um die Untersuchung der Konvergenz bzw. Divergenz zwischen Homöopathie und Naturwissenschaft. Es wird die Frage behandelt, inwieweit die Entwicklung des naturwissenschaftlich begründbaren Wissens seit den Zeiten Hahnemanns auch Einsichten in die Grundlagen homöopathischer Wirkung möglich gemacht hat bzw. möglich machen kann. Wenn man nämlich einmal von platten Argumenten absieht, konnte bis heute die eingangs als Frage formulierte Behauptung weder verifiziert noch falsifiziert werden. Eine Tendenz als gesichert festzustellen, scheint im Augenblick das maximal Erreichbare. Es ist das Anliegen dieses Buches, auf dem Wege dorthin eine vorläufige, möglichst umfassende, kritische Bilanz zu ziehen. Denjenigen, die sich mit der Homöopathie auf physikalischer, chemischer und/oder erkenntnistheoretischer Ebene befassen wollen, soll der Einstieg in das Thema und ein erster Überblick erleichtert werden. Das Buch versucht darzustellen, mit welchen Methoden und welchen Resultaten nach Wirkungen homöopathischer Medikamente gesucht worden ist und welche Überlegungen sich daran anschließen müssen. Es versucht zu begründen, daß die nichttriviale Formulierung der eingangs gestellten Frage in naturwissenschaftlich bearbeitbarer Form angestrebt werden muß. Sofern eine solche Formulierung nämlich möglich ist, folgt aus ihr, daß das Hauptgewicht notwendiger Grundlagenforschung in der Homöopathie mehr und mehr von der therapeutischen Methodik auf die naturwissenschaftliche Nachvollziehbarkeit widersprüchlich anmutender Zusammenhänge verlagert werden kann.

Inhaltsverzeichnis

1 Einleitung

Begründer der Homöopathie (von griech. *homoios* = ähnlich und *pathos* = Leiden) ist der deutsche Arzt, Apotheker und Chemiker Samuel Hahnemann (1755 - 1843). Er arbeitete die bereits bei Hippokrates und Paracelsus (s.z.B. Fritzsche 1952/1982, Haehl 1922, Ritter 1974, Tischner 1939, Wiesenauer 1981 und die darin zitierte Literatur) vorhandene Idee der Heilung durch Ähnliches systematisch auf, bezog seine eigenen, sehr praxisnahen Erfahrungen mit ein und entwickelte auf diese Weise ein in sich geschlossenes therapeutisches System. Seine Lehre hat er (s.Haehl 1922 für eine Bibliographie) vor allem im *Organon der Heilkunst*, der *Reinen Arzneimittellehre* und den *Chronischen Krankheiten* schriftlich niedergelegt.

Therapeutisch methodisch beruht die Homöopathie auf dem Satz *simila similibus curentur* (Ähnliches werde durch Ähnliches geheilt), wonach die möglichst genaue Übereinstimmung zwischen dem *Arzneimittelbild* und der *Gesamtheit der Symptome des Patienten* für die Wahl eines Arzneimittels ausschlaggebend ist. Homöopathische Arzneimittelbilder ihrerseits bestehen vor allem aus einer Sammlung von bei Gesunden nach Verabreichung einer Substanz beobachteten Symptomen und weniger aus der pharmakokinetischen Charakterisierung der potenzierten Substanz auf der Grundlage von Ursache-Wirkung-Beziehungen im chemischen Sinne. Die in menschliche Sprache gefaßte Befindensäußerung der Probanden (Patienten) als Veränderung von Leib, Seele und Geist, sofern die Homöopathie überhaupt diese Unterteilung vornimmt, ist das Entscheidende (Wiesenauer 1981).

Nach den Vorstellungen Hahnemanns (1843/1985, § 128) soll eine richtig gewählte Arznei umso intensiver den *"...vollen Reichtum der in ihr verborgenen Kräfte äußern"*, je mehr sie stufenweise von ihrer stofflichen Darstellungsform befreit - *"..durch gehöriges Reiben und Schütteln potenziert"* - eingenommen wird. Dies führte als natürliche Konsequenz - die Avogadrosche Konstante wurde erst 1865 von dem Wiener Physiker J. Loschmidt gefunden - zum Gebrauch von Potenzen mit einem Ausgangsstoffgehalt von weniger als einer Einheit pro 10^{23} Einheiten Lösungsmittel, den Hochpotenzen.

Trotz ihrer weltweiten Verbreitung ist es der Homöopathie bis heute nicht gelungen, sich innerhalb der Medizin als allgemein anerkanntes Therapieverfahren zu etablieren. Dies wohl vor allem deswegen, weil es an wissenschaftlich nachvollziehbaren Methoden zur Einsicht in therapeutisch relevante Eigenschaften der von ihr verwendeten Arzneimittel bislang fehlt. Es ist noch nicht einmal klar, ob mit wissenschaftlichen Methoden diese Einsicht erreicht werden kann und welche Methoden das sein sollen. Hahnemann (1843/1985, §28, s.a. Fräntzki 1976) selbst hat davor gewarnt, außer der Frage nach dem *Daß* auch noch die Frage nach dem *Warum*, nach Gründen und Ursachen der Wirksamkeit homöpathischer Behandlung zu stellen. Er besteht ausdrücklich darauf, daß seine Behandlungsprinzipien auf nichts als auf Empirie begründet sein sollen. Es gibt Hinweise, daß diese Forderung unter anderem auf der begründeten Befürchtung beruht, die Lehre könne sich, was wissenschaftlicher Methodik entsprochen haben würde, einmal zur internen Diskussion gestellt, durch Zerspaltung der Anhängerschaft als kurzlebig erweisen (s.Fritzsche 1952/1982, Haehl 1922, Ritter 1974, Tischner 1939). Darüber hinaus aber beruht die Forderung Hahnemanns nach rein empirischer Vorgehensweise auch auf dem erkenntnistheoretisch korrekten Standpunkt, zunächst genügend Material über eine Sache zu sammeln und dann erst dieses Material unter einem theoretischen Gebäude zusammenzufassen, den wissenschaftlich zweiten Schritt also nicht vor dem ersten zu tun. Die Beschränkung auf Empirie als einziger Grundlage einer therapeutischen Methode aber ist, unserem heutigen Verständnis nach, weder wissenschaftlich noch auf Dauer den Patienten zuzumuten.

Natürlich ist die Frage berechtigt, warum es denn gerade wissenschaftliche Erkenntnis sein muß und wozu diese gut sein soll; ist doch jede im heutigen Sinne wissenschaftliche Aussage relativ zu einem Erkenntnisstand, was, auch das ist hinlänglich bekannt, Entwicklungen auf Jahre blockieren kann. Kann man sich nicht einfach die Lösung Hahnemanns, mit dem Defizit der prinzipiell fehlenden Erklärbarkeit zu leben, zu eigen machen und den Grund allen Lebens und aller Krankheiten als nur in seinen Äußerungen und Erscheinungen erfahrbar akzeptieren (s.a. Fräntzki 1976), also bloße Empirie nicht als Manko, sondern als eine bewährte Methode zur Erarbeitung und Vervollkommnung eines Therapiekonzepts, eben der Homöpathie, ansehen? Die Antwort liegt auf der

Hand. Es ist nämlich nichts weiter als eine bestätigte Erfahrung, daß wir einer Therapiemethode umso mehr Vertrauen schenken und sie damit umso eher für ethisch vertretbar halten können, je mehr wir von ihren Komponenten, ihrem Wirkungsmechanismus, ihrem Indikationsbereich, ihren Nebenwirkungen etc. verstehen. Dies entspringt einer uns eigenen Neugier oder, negativ formuliert, einem uns eigenen Mißtrauen und hat an sich nichts mit vorhandenen oder nicht vorhandenen Heilerfolgen einer Therapiemethode zu tun.

Bei der Homöopathie kommt zu diesem Bedürfnis des Verstehenwollens noch hinzu, daß die Vorschriften zur Arzneiherstellung und Mittelfindung in krassem Widerspruch zu Grundtatsachen der Naturwissenschaften zu stehen scheinen, also ein Verständniswiderstand vorhanden ist. Dieser Verständniswiderstand ist unter anderem ein Grund dafür, daß die Homöopathie nicht in Praxis, Forschung und Lehre ein ganz normaler Zweig der Medizin ist. Überwinden dieses Verständniswiderstandes, Begründen des Vertrauens in die Effizienz homöopathischer Therapie heißt aber, den der Homöopathie zugrunde liegenden Behauptungen eine haltbare, d.h. nach wissenschaftlichen Gesichtspunkten akzeptier- und nachvollziehbare Basis zu verschaffen. Die Hoffnung auf ein positives Ergebnis bei diesem Vorhaben stützt sich erstens auf die Tatsache, daß wir mit Recht unser gesamtes Wissen über die Natur und ihre Gesetzmäßigkeiten als nur einen Teil der wirklichen Gesamtheit der Naturgesetze ansehen können. Sie stützt sich zweitens auf die Tatsache, daß der Verständniswiderstand selbst nicht das Ergebnis einer detaillierten Falsifikation, sondern eine Denkkonsequenz aus als gültig erkannten Naturgesetzen ist, Erweiterungen bzw. Einschränkungen in der Formulierung von Naturgesetzen, wie die Geschichte lehrt, aber nicht ausgeschlossen sind. Sie stützt sich drittens auf die Tatsache, daß aus genügend vielen Beispielen bekannt ist, wie neue Formen des Denkens bis dato Unverstandenes als natürlich und zwangsläufig richtig erscheinen lassen können.

Welches sind nun die Behauptungen, die einerseits der Homöopathie zugrunde liegen und andererseits als nicht wissenschaftlich begründbar gelten (s.z.B. Prokop u. Prokop 1957, Anschütz 1987, 1990, s.a. Gebhardt 1986) ? Es sind das *Simileprinzip* und die behauptete *therapeutisch positive Wirkung von Potenzen mit einem Verdünnungsgrad jenseits der stofflichen Nachweisgrenze.* Hierbei wird der therapeutisch positiven Effizienz hoher Potenzen die größere Unglaubwürdigkeit nachgesagt. Es würde aber nicht einfach eine dem *Wissensstand unserer Zeit entsprechende Korrektur* bedeuten, die Behandlung mit hohen Potenzen aus dem homöopathischen Repertoire zu streichen. Ein wesentlicher Inhalt der Homöopathie selbst wäre in Frage gestellt, da gerade die Hochpotenzhomöopathie in leiblich-seelischen Zwischenbereichen, die anders als kaum zugänglich gelten, medikamentöse Therapie für möglich hält und zum Beweis dafür immer wieder Fallbeschreibungen anführt (s.z.B. die Bände der Allgemeinen Hom.Zeitung (AHZ, Bd. 1 - 235) und der Zeitschrift für klassische Homöopathie (ZKH, Bd. 1 - 34), Barthel u. Klunker 1987, Coulter 1986, Eichelberger 1983-88, Illing 1986-88, Kent 1985, Mezger 1987, Paschero 1983, Vithoulkas 1986a). Eine bloße *Korrektur nach dem Wissensstand unserer Zeit* wäre angesichts der erdrückenden Vielzahl von Fallbeschreibungen eine höchst fragwürdige Maßnahme.

Es geht also im Grunde nicht um die Frage der Wissenschaftlichkeit der Homöopathie als Ganzes, sondern es geht viel konkreter um das Problem der *Verifikation von Potenzierung bis in den nichtstofflichen Bereich als Wirkgrundlage.* Durch diese Reduktion der Problematik auf die Frage nach der naturwissenschaftlichen Verstehbarkeit einer grundlegenden Behauptung, nämlich dem definierten Unterschied zwischen Hochpotenz und Lösungsmittel, sind Hypothesen möglich, die wissenschaftlich überprüft werden können. Es ist jedoch zu erwarten, daß dieVerstehbarkeit eines solchen definierten Unterschiedes, der zudem noch potentiell die gezielte Beeinflussung biologischer Systeme ermöglichen soll, nicht auf ausgetretenen Pfaden möglich ist, daß z.B. die Untersuchung von Möglichkeiten und Voraussetzungen einer spezifischen physikalischen Struktur von Potenzen im Unterschied zu Verdünnungen ein zentraler Punkt sein muß. Methodisch bedingt dies zunächst die Erarbeitung experimenteller Effekte, an die zwei Forderungen zu stellen sind. Erstens müssen sie reproduzierbar sein, und zweitens müssen sie mit einem definierten Versuchsaufbau erzielt werden. Effekte an sich lassen aber weder eine Aussage über die Ursache des dahinterstehenden Phänomens noch über dessen Beschreibung zu, sie haben lediglich den Sinn, zu dokumentieren, daß sie selbst vorhanden sind. Der sich logisch an die Effektsuche anschließende oder parallel mit ihr gehende Wunsch, die Wirklichkeit gefundener und reproduzierter Effekte auf das Begreifbare zu projezieren, drückt sich in dem Versuch der Bildung von Modellen aus. Darin liegt jedoch gerade für die Homöopathie eine große Gefahr. Vermeintliche Modelle können nämlich, wie die Vergangenheit gezeigt hat (s.z.B. Bayr 1982, Vithoulkas 1986b), durchaus eine Art anschaulicher Vorstellung vermitteln, ansonsten aber keinerlei Folgerungen zulassen. Nur wenn beide zusammen, vorhandener Effekt und deduktionsfähige Modellvorstellung, eine begründete Hypothese für die *Potenzierung als Wirkgrundlage* ergeben, wird eine wissenschaftliche Diskussion in Gang kommen und fruchtbar sein können. Bisher war dies kaum möglich. Eine the*rapeutisch aktive Komponente* bei Hochpotenzen existierte nicht und war deshalb auch nicht als Forschungsgegenstand wissenschaftlich diskutierbar. In dieser Situation ist selbst der Gedankenaustausch über die Erklärbarkeit von Hochpotenzwirkungen leider allzu oft von der *Glaubens-bereitschaft* abhängig.

Darüber, welcher Art der zu untersuchende definierte Unterschied zwischen Lösungsmittel und Potenz sein soll, gingen bereits in der Vergangenheit die Ansichten weit auseinander. In der zugehörigen Literatur existiert eine Fülle von vorgeschlagenen und realisierten Untersuchungen. Es kann nicht Sinn der vorliegenden Ausführungen sein, sie alle zu besprechen. Der Ausgangsfragestellung und der datenmäßigen Untermauerbarkeit einer notwendigen innovativen Hypothesengenerierung für eine spezifische physikalische Struktur von (Hoch)-Potenzen angemessen sind folgende Auswahlkriterien: Erstens muß die Validierbarkeit des Verfahrens zur Bestimmung des Unterschieds gewährleistet sein, d.h. nur solche Untersuchungen können sinnvoll in weitere Überlegungen einbezogen werden, die Aussagen aus mit wissenschaftlich anerkennbaren Verfahren durchgeführten Experimenten ableiten. Andernfalls nämlich müßte man das benutzte Verfahren selbst als wissenschaftlich validierbar einfordern, was z.B. im Falle der radiästhetisch bestimmten Zuordnung von homöopathischem Medikament zu einer zu behandelnden Krankheit mindestens ebenso schwierig sein dürfte wie die Ausgangsfragestellung selbst. Zweitens ist es im Zusammenhang mit der auf das Arzneimittel selbst konzentrierten Fragestellung nur sinnvoll, auf solche Arbeiten näher einzugehen, deren Gegenstand die Untersuchung der Eigenschaften des Arzneimittels selbst ist, die also nicht die Wirkung des Arzneimittels auf ein biologisches System als Unterscheidungsmerkmal benutzen. Dies darf natürlich nicht ausschließen, daß bereits bei der Hypothesengenerierung sehr wohl überlegt werden muß, mit welchen Mechanismen ein biologisches System auf eine, den Unterschied zwischen Lösungsmittel und Potenz erzeugende, Komponente reagieren kann.

Es ist nun nicht etwa so, daß die Mehrzahl der Untersuchungen zum Thema Homöopathie und Nachweismethoden einer therapeutisch aktiven Komponente von Hochpotenzen keinen Zweifel an ihrer Richtigkeit zulassen. Nur ein Teil der Publikationen hält bezüglich der geschilderten Methodik und der Art ihrer Darstellung einer kritischen Betrachtung stand (s.a. Righetti 1988, Scofield 1984, Wurmser 1969). Entsprechend der Forderung nach Reproduzierbarkeit von Effekten müssen diese Arbeiten vor der Einbeziehung in weitergehende Überlegungen wiederholt werden. Das ist der augenblickliche Stand der Dinge. Die ausführliche Darstellung von Reproduktionsversuchen für solche Arbeiten, die nicht schon durch die Dürftigkeit ihrer Ergebnispräsentation oder durch andere Publikationen irrelevant erscheinen, wird deshalb ein Hauptgegenstand der weiteren Ausführungen sein. Darüber hinaus wird versucht werden, vom Zugang zum Verständnis der Homöopathie über die *therapeutisch aktive Komponente* von Potenzen die Verbindung zu anderen Zugängen, dem medizinischen Zugang und dem Zugang über das biologische System, herzustellen. Dabei wird sich als vordringlichstes gemeinsames Problem das Fehlen einer begründbaren theoretischen Vorstellung von Inhalt und Form der *therapeutisch aktiven Komponente* herausarbeiten lassen. Eine vorsichtige Bilanz vorhandener Denkansätze dazu wird ebenfalls gegeben.

Eine begründbare theoretische Vorstellung hat jedoch nur dann eine Bedeutung, wenn sie Entwicklungen in der Wissenschaft seit den Zeiten Hahnemanns mit einbezieht. Hahnemann selbst hatte ja eine für ihn schlüssige und ausreichende theoretische Vorstellung. Beziehungen zwischen der Unterscheidbarkeit von Hochpotenz und Lösungsmittel und naturwissenschaftlichen Tatsachen müssen auf **für uns** plausible Art vorhanden oder ableitbar sein. Es ist deshalb angemessen, auf die Forderung nach Plausibilität und Ableitbarkeit in einem eigenen Kapitel einzugehen und dieses als Synopsis der Fragestellung an den Anfang zu stellen.

2 Synopsis der Fragestellung

Für Hahnemann (1843/1985, §269) war Heilung durch Ähnliches mit der *Potenz* als notwendiger Arzneiform untrennbar verbunden. Potenzieren war für ihn ein Vorgang zur *"Entfaltung der inneren geistartigen Arzneikräfte"*. Dies ist eine zwar gut klingende, aber zunächst wenig erhellende Erklärung dessen, was durch die Potenzierung geschieht. Sie läßt sich nicht unreflektiert als naturwissenschaftliche Arbeitshypothese übernehmen. Wenn nämlich für die Entfaltung der inneren Arzneikräfte im *Organon* z.B. die Entwicklung von Wärme, Hitze, Feuer und Geruch beim Reiben verschiedener Natursubstanzen, die Magnetisierung von Stahl usw. als Indikator für das Vorhandensein solcher *geistartiger Kraft* angeführt werden, dann ist das vom heutigen Standpunkt aus bestenfalls allegorisch, mit Sicherheit aber unzureichend. Ohne Hahnemann zu nahe zu treten, kann man deshalb feststellen, daß er nicht wußte, was das Wesen seiner Potenzen ausmachte. Er registrierte einfach therapeutisch positive Wirkungen der von ihm verabreichten Medikamente, und das war für ihn als Arzt ausreichend. Diese Wirkungen, akribisch festgehalten und von mehreren Generationen von Homöopathen immer wieder aufs Neue aus der Praxis heraus bestätigt, sind Tatsachen. Deshalb ist auch die Frage berechtigt, ob wir wissen, was das Wesen von Potenzen **nicht** ausmacht, wenn wir gegenüber möglichen Wirkungen von Hochpotenzen elementare Grunderkenntnisse der Naturwissenschaften priorisieren, den Erfahrungsschatz von Praktikern damit ignorieren und einfach Homöopathie als antiquierte Therapieform außerhalb jeder Wissenschaftlichkeit ansiedeln. Behandelbar jedoch ist das, was mit *geistartiger Kraft* gemeint ist, im naturwissenschaftlichen Sinne erst dann, wenn dieser Bezeichnung ein Sinngehalt gegeben wird, der einerseits die Wortwahl Hahnemanns historisch plausibel macht und andererseits den Bezug zur naturwissenschaftlichen Entwicklung seit Hahnemann herstellt. Dazu bedarf es eines historischen Exkurses.

Die Bedeutung des Ähnlichkeitsgedankens und indirekt auch des Gedankens der Heilung durch Potenzen für die Lehre Hahnemanns geht auf seinen Selbstversuch mit Chinarinde zurück. Bei der Übersetzung der Materia medica von Cullen (1790) stieß Hahnemann auf die Meinung des Autors, daß die heilende Wirkung der Chinarinde bei Wechselfieber einer auf den Magen ausgeübten stärkenden Kraft zuzuschreiben sei. In der damals durchaus üblichen Manier, Übersetzungen eines Werkes mit Bemerkungen zu versehen, welche das Thema selbst und nicht eventuelle, unvermeidbare Abweichungen philologischer Art betrafen, fügte Hahnemann eine Anmerkung zur Übersetzung hinzu (s.a. Kohnen 1985), in der er einen Selbstversuch schildert:

Ich nahm des Versuchs halber etliche Tage zweimal täglich jedesmal vier Quentchen gute China ein; die Füße, die Fingerspitzen usw. wurden mir erst kalt, ich ward matt und schläfrig, dann fing das Herz an zu klopfen, mein Puls ward hart und geschwind; eine unleidliche Ängstlichkeit, ein Zittern (aber ohne Schaudern), eine Abgeschlagenheit durch alle Glieder; dann ein Klopfen im Kopfe, Röte der Wangen, Durst, kurz alle mir sonst beim Wechselfieber gewöhnlichen Symptome erschienen nacheinander, doch ohne eigentlichen Fieberschauder. Mit kurzem auch die mir bei Wechselfieber gewöhnlichen, besonders charakteristischen Symptomen, die Stumpfheit der Sinne, die Art von Steifigkeit in allen Gelenken, besonders aber die taube, widrige Empfindung, welche in dem Periostium über allen Knochen des ganzen Körpers ihren Sitz zu haben scheint - alle erschienen. Dieser Paroxysmus dauerte 2 bis 3 Stunden jedesmal, und erneuerte sich, wenn ich diese Gabe wiederholte, sonst nicht. Ich hörte auf, und ich ward gesund!

Angesichts der Tatsache, daß *zweimal täglich vier Quentchen gute China* eine massive Dosis (gemeint ist vermutlich 1 Quent = 1.67 g mit einem Chiningehalt zwischen 1 und 3%) darstellt, kann man sich der Auffassung anschließen (s.a.Haehl 1922, Ritter 1974), daß Hahnemann in seinem Selbstversuch eine gelegentlich durch das Alkaloid Chinin ausgelöste allergische Reaktion mit Fieber erzeugt hat. Ob er tatsächlich das ihm, wie aus dem Text hervorgeht, bekannte Wechselfieber bei sich erzeugt hat, läßt sich hingegen, aufgrund fehlender klinischer Daten, z.B. Angaben über die Körpertemperatur, nicht nachvollziehen. Der Schluß: *Symptome des Wechselfiebers = Malaria* dürfte aber sicher falsch sein. In der *Reinen Arzneimittellehre* präzisiert er später selbst, daß die zur Chinarinde passenden Symptome kein Wechselfieber sind, sondern diesem lediglich ähneln.

Viel wichtiger jedoch als die Diskussion um die exakte pathologische Einordnung der Hahnemannschen Symptomengesamtheit beim Chinaversuch ist die Konsequenz, die er aus dem Selbstversuch zog. Er betrachtete von da an ein

Prinzip als in eigener Erfahrung bestätigt, das ihm vorher, wie weiter unten dargelegt wird, im Grundgedanken bekannt gewesen sein und eingeleuchtet haben muß. Dieses Prinzip wird von ihm 1796 publiziert (Hahnemann 1796). Die Ingeniösität Hahnemanns lag darin, daß er die gedankliche Brücke vom Erlebnis des Chinaversuchs zur Idee der Lebenskraft zu systematisieren und in die Praxis umzusetzen in der Lage war. Wie er den Bezug zwischen seiner Lehre, insbesondere dem Simileprinzip, und dem, dem Vitalismus entstammenden, Begriff *Lebenskraft* sah, kommt in seinen Schriften deutlich zum Ausdruck. Hierzu ein Beispiel. Auf den letzten Seiten der Einleitung der 6. Auflage des Organon zitiert Hahnemann den bereits um rund ein Jahrhundert vor ihm wirkenden Arzt und Chemiker Georg Ernst Stahl (1659-1734), den Begründer der Phlogistentheorie, bei dessen entschiedenem Anhänger Ernst Plattner (nach Tischner 1939, s.a. Kohnen 1985) er während seiner Leipziger Studienjahre 1775-77 Gelegenheit gehabt haben soll zu hören:

> Ganz falsch und verkehrt sey die in der Arzneykunst angenommene Regel, man müsse durch gegenseitige Mittel curiren; er sey im Gegentheile überzeugt, daß durch ein ähnliches Leiden erzeugendes Mittel die Krankheiten weichen und geheilt werden, - Verbrennungen durch Annäherung an Feuer, erfrorene Glieder durch aufgelegten Schnee und das kälteste Wasser, Entzündungen und Quetschungen durch abgezogene Geister, und so heile er die Neigung zu Magensäure durch eine sehr kleine Gabe Vitriolsäure, mit dem glücklichsten Erfolge, in den Fällen, wo man eine Menge absorbirender Pulver vergeblich gebraucht habe.

Bei Eckart (1991) ist über Stahl als konzeptionellem Vorgänger Hahnemanns folgendes zu lesen:

> Wollte man eine Ahnenreihe der Hahnemannschen Krankheits- und Therapielehre entwerfen, so müßte man ausgehen von den Anfängen der psychodynamischen Lebenserklärung des Hallenser Mediziners Georg Ernst Stahl. Stahl hat in bewußt gesuchtem Gegensatz zu den engen, mechanistischen Lebensdeutungsversuchen in der Gefolgschaft von René Descartes als erster versucht, die empfindende, erkennende, wollende und steuernde Seele in den Mittelpunkt seiner Lebenstheorie zu stellen. Karl Eduard Rothschuh hat diese "animistische" Lehre deshalb auch den "psychodynamischen" Lebens- und Krankheitskonzepten zugeordnet. In der Lebenstheorie Stahls ist der menschliche Körper keine kartesianische Maschine mehr, sondern vitaler, beseelter Organismus, dessen passive Glieder und Organe nur auf den unmittelbaren Befehl der Seele hin vitalisiert, mit Leben versehen, werden."..."In der Krankheitslehre folgt Stahl dieser Lebenskonzeption konsequent. Krankheit ist Störung der Organfunktionen und des vitalen Zusammenwirkens der Körperteile (Ernährung, Verdauung, Blutbildung, Schadstoffausscheidung), psychogen verursacht durch eine irregeleitete Seele und deren fehlerhafteBewegungen. Sie selbst erkennt solche Dysfunktionen und versucht, ih-

nen durch eigene Heilanstrengungen (Vis medicatrix naturae) zu begegnen. Der Arzt erkennt diese Heilanstrengungen und fördert sie durch analoge therapeutische Maßnahmen wie den Aderlaß, das Klistieren oder die Exkretions- und Sekretionsförderung. Diese Vorstellungen Stahls tragen offensichtlich mit dazu bei, daß Hahnemann später in den Paragraphen 11 und 12 des *Organon* die Krankheit als einen Zustand bezeichnete, bei dem eine *"überall im Organismus vorkommende selbstthätige Lebenskraft"* durch den *"dem Leben feindlichen dynamischen Einfluß eines Agens verstimmt"* werde. Einzig die *"krankhaft gestimmte Lebenskraft"* bringe die Krankheit hervor.

Hahnemanns Überzeugung von der Richtigkeit der die ganze Zeitströmung durchziehenden Idee der *vis vitalis* und deren gedanklicher Brücke zu der Erfahrung des Chinaversuchs lassen verstehen, warum er den Similegedanken so konsequent weiter dachte und sich mit der Frage auseinandersetzte, wie man die teilweise erheblichen Nebenwirkungen von Stoffen zu vermindern imstande sein könnte. Zu welcher Antwort er gekommen ist, darüber gibt das Organon im § 51 eindeutig Auskunft. Dort heißt es:

... - künstliche Krankheitspotenzen, die der Arzt bis an die Grenzen der Unendlichkeit verdünnen, zertheilen, potenziren und in ihrer Gabe bis dahin vermindern kann, daß sie nur um ein kleines stärker bleiben, als die damit zu heilende, ähnliche, natürliche Krankheit, so daß es bei dieser unübertrefflichen Heilart, keines heftigen Angriffs auf den Organismus bedarf, um selbst ein altes, hartnäckiges Übel auszurotten, ja daß dieselbe gleichsam nur einen sanften, unmerklichen und doch oft geschwinden Übergang aus den ...

Es ist zwar reizvoll, besonders in Bezug auf den eben zitierten § 51 des Organon, in dem ja durchaus stofflicher Arzneigehalt für **jede** Potenzstufe angesprochen wird, aber völlig ohne Aussicht auf ein sinnvolles Resultat, sich darüber Gedanken zu machen, ob Hahnemann, hätte er von der *Avogadroschen* Konstanten gewußt, die Anzahl der zulässigen Verdünnungsstufen bei der Ausarbeitung seiner Lehre beschränkt hätte. Jedoch ist die Vermutung nicht völlig von der Hand zu weisen, daß die von ihm vorgeschriebene stufenweise Verdünnung und das damit verbundene mechanische Zeremoniell (Organon §§ 269 - 271) eine Anleitung zur zweckmäßigen und standardisierten Herstellung von Arzneimitteln niedriger Wirkstoffkonzentration ist. Dem versierten Arbeiter im chemischen und pharmazeutischen Labor, Samuel Hahnemann, war nämlich ganz sicher geläufig, daß es vernünftig ist, zu einem angestrebten Verdünnungsgrad stufenweise zu gelangen, zumal damals keine definierten Behältnisse im Mikro-, Nano- und Picoliterbereich zur Verfügung standen und schon alleine durch diese Tatsache z.B. die Verdünnung 100^{-6} eines Tropfens Wirkstoff in einem Schritt zu erheblichen praktischen Problemen geführt hätte (100^6 Tropfen Wasser à 0.05 ml sind 50 Millionen Liter). Stufenweises Verdünnen eines Stoffes heißt aber, daß gleichmäßige Wirkstoffanteile pro Stufe nur dann gewährleistet werden können, wenn jedesmal für eine möglichst gleichmäßige Verteilung des zu verdünnenden Stoffes gesorgt wird, z.B. durch Verschütteln.

Trotz der Plausibilität dieses auf nüchternen Fakten beruhenden fiktiven Eingliederns der Hahnemannschen Potenzierungsvorschrift in das naturwissenschaftlich Nachvollzieh- und Akzeptierbare bleibt zu fragen, wieso gerade von *Potenz*, also von einer innewohnenden Fähigkeit, die Rede ist und woher die damit verbundene Vorstellung der Steigerung der Heilfähigkeit via Verdünnung ihre Logik bezieht. Hahnemann, soviel kann man nach der verfügbaren Literatur (s.z.B. Haehl 1922, Hahnemann 1843/1985, Hahnemann Nachdruck 1955, Hahnemann 1796) sicher sagen, war davon nur aufgrund eigener, mehrfach überprüfter, Anschauung überzeugt. Dazu muß man noch wissen, daß Anschauung und die daraus resultierende Einzelfallbeschreibung keine Erfindung der Homöopathen ist, sondern bis zur Einführung biometrischer Methoden das Standardverfahren zur Dokumentation von Arzneiwirkungen war.

Die Wortwahl *Potenz* läßt zunächst im Umgang des Arztes Samuel Hahnemann mit der Philosophie ihren möglichen direkten Grund vermuten. Nach Haehl soll Hahnemann zwar "*stark beeinflußt*" von der Philosophie, aber "*unbefriedigt*" von philosophischen Werken gewesen sein. Die Fürstenschule St.Afra soll ihn mit den philosophischen Systemen von Leibniz, Spinoza und Descartes vertraut gemacht haben; dem Okkultismus, dem Spiritualismus, den Naturphilosophien Schellings und Hegels sowie dem Grundgedanken des Zweifels aus dem Materialismus soll er gelegentlich Inhalte entnommen haben. Solche globalen und eher oberflächlichen Hinweise samt dem explizit angeführten halbseitigen "*Urteil über Kant und andere Philosophen*" als Teil eines Briefes lassen aber eher den Eindruck entstehen, als ob übertüncht werden soll, daß Hahnemann sich nicht groß um die Vereinbarkeit philosophischer Systeme und praktischer ärztlicher Tätigkeit Gedanken gemacht hat. Potenzierung als der Öffentlichkeit gegenüber vertretbaren Vorgang zur Steigerung der Heilfähigkeit hat der *Arzt* Hahnemann jedenfalls nicht nachweisbar aus der Beschäftigung mit philosophischen Schriften abgeleitet. Als Mensch zwischen Aufklärung und Romantik und zudem als durch seine vielen Übersetzungen ausgewiesener Kenner des zeitgenössischen Gedankenguts aber dürfte ihm nicht unbekannt gewesen sein, was stellvertretend für vieles Andere z.B. in Schellings Identitätsphilosophie zum Ausdruck kommt. Nachdem die philosophische Herkunft des Potenzierungsgedankens nur sehr unglaubhaft hergestellt werden kann, ist es naheliegend, das intuitive Empfinden der *Person* Hahnemann als Kind seiner Zeit auf seine Rolle bei der Wortwahl *Potenz* hin anzusehen. Dies kann am Beispiel der Schellingschen Identitätsphilosophie geschehen. Dabei ist weniger wichtig, ob Hahnemann, wie seine Biographen Tischner und Fritzsche meinen, sich direkt auf Schelling bezieht bzw. von ihm beeinflußt war (s.a. Wunderlich, zitiert nach Haehl 1922, S.274), oder ob, wie Henne (1973) im Gegensatz dazu glaubt nachweisen zu können, Hahnemann naturphilosophisches Gedankengut Schellingscher Prägung stets aufs Schärfste verurteilt hat. Bezeichnend ist die nachprüfbare Tatsache, daß bei Hahnemann und Schelling erstaunlich parallele Gedanken zu finden sind. So kommt es dem mit den Schriften Hahnemanns einigermaßen vertrauten Leser bekannt vor, wenn er bei Schelling (s. Kirchhoff 1982, Schelling 1974 - 76) liest, daß sich Gegensätze wie

Subjekt und Objekt, Natur und Geist in einem postulierten Absoluten als Identität von Idealem und Realem auflösen, daß Geist und Materie Endpunkte auf zwei Seiten einer Entwicklungsreihe sind, deren Stufen als Potenzen bezeichnet werden.

Nicht nur die Wortgleichheit *Potenz,* sondern auch die Vorstellung einer Geist **und** Materie umfassenden Ganzheit weisen darauf hin, daß bei beiden, bei Hahnemann und bei Schelling, die Idee vorhanden war, die menschliche Beschränktheit des Handelns auf mit grober Materialität Verbundenem sei nichts weiter als die uns begreifbare, weil erfahrbare, Projektion tiefer liegender Zusammenhänge.

Den Versuch, diese eben angesprochene menschliche Beschränktheit zu überwinden, hat ca. 300 Jahre vor Hahnemann auch Paracelsus (1493/94 - 1541) unternommen (s. Kaiser 1969, Strebel 1944-49, Schadewaldt 1972). Obwohl Hahnemann Paracelsus in seiner Dissertation erwähnt (s. Haehl 1922, Bd.1, p.101), gibt es einerseits gute Gründe, anzunehmen, daß er, wegen der Verstreutheit der Argumente über 10 Bände, dessen Grundintention nicht dem Buchstaben nach kannte (s. Schadewaldt 1972). Da jedoch bekanntermaßen Ende des 18., Anfang des 19. Jahrhunderts eine Renaissance (s.Kaiser 1969, Pagel 1962) des paracelsischen Gedankenguts stattfand, kann man anderseits davon ausgehen, daß ihm dieses wenigstens den Grundzügen nach bekannt gewesen ist (Kohnen 1985, Pagel 1962, Schadewaldt 1972). Bekannt gewesen sein dürfte ihm in diesem Zusammenhang auch die starke Anlehnung von Paracelsus an alchimistische Vorstellungen. Vor dem Hintergrund dieser Brücke zwischen Alchemie und Homöopathie ist auch zu sehen, daß Homöopathen (s.z.B. Wolter 1981) aus der *Goldenen Abhandlung des Hermes* zitieren: "*Die toten Elemente ... leben wieder auf ...; und durch einen wundervollen Prozeß werden sie dauernd*". *Dauerndwerden* wird dann in Bezug gesetzt zu einem Kommentar aus Alexandria, in dem es heißt "*..., daß langsam im Zehnersystem zu der gewünschten Arzneiform* *gegangen wird"* bzw. " *... und je öfter eine Arznei aufgelöst wird, umso stärker wächst ihre Wirkungskraft...".* Obwohl sich hier Bekanntes aus Hahnemanns Schriften assoziieren ließe, vornehmlich die Potenzierung in Zehnersystem-Schritten, soll die Feststellung genügen, ein Indiz für eine Hahnemann-Paracelsus-Alchimie-Beziehung genannt zu haben. Manche Autoren gehen viel weiter und bezeichnen Hahnemann nicht als den Erfinder der Homöopathie, sondern als den Wiederentdecker eines Naturprinzips, das, dieser Eigenschaft nach, schon immer bestanden hat, im Altertum den Menschen noch bekannt war, dann in Vergessenheit geriet und lediglich rudimentär noch den Alchimisten bekannt war. Zweifellos wahr ist, daß die Wirksamkeit von Hochpotenzen, falls sie sich bestätigen sollte, ein heute nicht explizit bekanntes Naturgesetz zur Grundlage haben muß und daß es sich alleine schon deswegen lohnt, dem Phänomen nachzugehen.

Gemeinsam ist Paracelsus und Hahnemann - und das ist historisch belegbar - neben der Ähnlichkeit des Mottos (*simila similibus curantur* (bei Paracelsus) bzw. *curentur* (bei Hahnemann)) die Ablehnung des Galenschen Grundsatzes *Contrariis contraria* und eine dynamische Krankheitslehre (s.a. Schadewaldt 1972). Arzneimittel jedoch haben bei Paracelsus eine kosmische Beziehung, deren Wirkung durch den Arzt freizusetzen ist, während Hahnemann die der Arznei innewohnende Heilkraft durch die Art der Herstellung freizusetzen suchte (Katsch 1891, Schadewaldt 1972). Er arbeitete damit die eindeutig alchemistisch-magische Verhaftetheit des Paracelsus in einem rational begründeten Konzept auf. Sein Besinnen auf alchemistische Zielvorstellungen, nämlich das Hineinzwängen der Natur und ihrer Kräfte in den Dienst des Menschen, deutet den Versuch an, tiefer liegende Seinsschichten, deren negative wie positive Ausformung in *Krankheit* (= Verstimmung der Lebenskraft) und *Arkan* gesehen werden, in den Krankheitsbegriff einzubeziehen. C.G. Jung entdeckte, interessanterweise unter anderem durch die intensiv betriebene Auseinandersetzung mit Paracelsus, rund 100 Jahre später, daß das Unterbewußtsein Prozesse durchläuft, die den Resultaten der Alchemisten ihrem Bildgehalt nach ähneln. Er sah in den Berichten der Alchemisten eine Projektion des Archetypischen auf das Materielle (s.a. Jung 1982, Wehr 1973). Letzteres, so kann man vermuten, versuchte Hahnemann durch das Potenzieren zu leisten, er versuchte, die *Idee des Arzneimittels* auf das Lösungsmittel zu projezieren, um so, von materieller Beschwernis befreit, konkret vorhandene Krankheiten in ihrer spirituellen Darstellungsform zu beeinflussen, wie das schon bei Stahl (s.o.) prinzipiell vorgedacht worden war. Dies geschah, wenn man die handwerklich Vorgehensweise betrachtet, verblüffend naiv. Angesichts der offensichtlich durch die positive Erfahrung mit den hergestellten Arzneien in der Praxis bestätigten Wortwahl *Potenzieren* und auf Grund weiterer

Hinweise aus dem *Organon* darf angenommen werden, daß dem handwerklichen Vorgang die vage Vorstellung der Übertragung von potentieller Dynamik zugrunde gelegen hat. Diese Vorstellung gilt es zu konkretisieren. Alle experimentellen und modellbildnerischen Ansätze sind deshalb unter dem Gesichtspunkt der Suche nach Parametern zu sehen, in denen sich die potentielle Dynamik ausdrückt. Dabei muß aber Vereinbarkeit mit den Grundtatsachen des heutigen wissenschaftlichen Erkenntnisstandes gewährleistet sein. Vor der Hand lassen sich die relevanten Punkte, mit denen Vereinbarkeit zu zeigen ist, in zwei Gruppen zusammenfassen. Die erste Gruppe liegt im Umfeld des zweiten Hauptsatzes der Thermodynamik und macht eine Aussage über die Richtung des Energieflusses. Dies ist folgendermaßen zu verstehen. Gäbe es das dem zweiten Hauptsatz zugrundeliegende Naturgesetz nicht, dann wäre es möglich, Energie ohne Aufwand von einem energiearmen in ein energiereiches System fließen zu lassen und dieses damit zu betreiben, Schiffe könnten dann z.b. dem Ozean ohne Aufwand Wärme entziehen und ohne anderen Treibstoff fahren. Genau das Umgekehrte ist aber die Erfahrung und wird durch den zweiten Hauptsatz festgehalten. Er stellt gleichsam das natürliche Bestreben von Energie-anreicherungen fest, sich auf ihre niederenergetische Umgebung zu verteilen. Grundtendenz ist das unendliche Zerfließen zum Erreichen eines für alle Zeiten stabilen Gleichgewichts. Am Zerfließen hindern und ein relatives Gleichgewicht einstellen kann eine Energiebarriere, ganz allgemein eine Phasengrenze. Ange-wandt auf die Homöopthieproblematik heißt das: Man muß zeigen, daß die potentielle Dynamik, von der oben die Rede war, zunächst einmal grundsätzlich durch Verdünnen und anschließendes Verschütteln in Form von z.B. metastabilen Zuständen, zusätzlichen Phasenkompartimenten, erzeugbar und darüber hinaus noch in der Lage ist, mit biologischen Systemen zu wechselwirken. Dies ist eine mögliche moderne Formulierung der Aufgabenstellung zur Identifikation der *geistartigen Kraft* Hahnemanns. Die zweite Gruppe von Grundprinzipien, mit denen Vereinbarkeit bestehen muß, betrifft die *innere Konsistenz der Naturge-setze*. Selbst wenn man nämlich zeigen könnte, daß die Wirksamkeit homöopathi-scher Hochpotenzen mit dem zweiten Hauptsatz vereinbar ist, ist noch lange nicht geklärt, welche *Baupläne* der materiellen Welt davon berührt sind. Die widerspruchsfreie Eingliederung eines der Homöopathie zugrunde liegenden Na-turprinzips (einer Symmetrie ?), das, falls es überhaupt existiert, als elementar angenommen werden muß, in die Gesamtheit der Naturgesetze ist vonnöten.

3 Zugänge zu einer Antwort

Die Untersuchung homöopathischer Potenzen auf einen definierten Unterschied zum Lösungsmittel ist einer von mehreren ineinandergreifenden Zugängen zum Verständnis der Homöopathie. Sie kann nicht losgelöst gesehen werden von der Erforschung der Reaktion biologischer Systeme auf homöopathische Medikamente und von der praxisnahen therapeutischen Beobachtung. Sie muß losgelöst gesehen werden von Zugängen, die von vornherein keinen naturwissenschaftlich nachvollziehbaren Weg wählen. In diesem Kapitel soll, nach der Abgrenzung gegen nicht wissenschaftlich begründete Verfahren, der Bezug zwischen der Untersuchung homöopathischer Potenzen an sich und Zugängen hergestellt werden, die das biologische System als Detektor in ihren Ansatz a priori mit einbringen.

3.1 Der andere Zugang

Es ist unmittelbar einzusehen, daß der wissenschaftliche Nachweis der Wirksamkeit homöopathischer Hochpotenzen mit Methoden, die selbst wissenschaftlich gar nicht oder nur sehr schwierig evaluierbar sind, ein Vorgehen ohne Aussagewert ist. Trotzdem hat die Verwendung von Verfahren wie Elektroakupunktur, Pendeln, Rutengehen, Irisdiagnostik etc. zur Bestimmung des therapeutisch wirksamsten homöopathischen Mittels und seiner Potenz in der Praxis eine große Bedeutung und weite Verbreitung. Grundgedanke all dieser Verfahren in Verbindung mit der Zuordnung homöopathischer Medikamente und ihren Potenzen zu bestimmten Krankheiten bzw. Symptomenkomplexen ist die Auffassung, daß die von Hahnemann gegebene Definition der Krankheit als

Verstimmung der Lebenskraft umsetzbar ist als in der Amplifikation meßbare bzw. sogar sichtbare Aktion des Organismus. Werte des Stromflusses weichen dann von ihrer *Norm* ab, Ruten schlagen aus, Pendel fangen an, sich in bestimmter Weise zu bewegen etc.. Dem Harmonisierungsgedanken entspringt dann der Analogieschluß, daß das *passende Mittel* dasjenige ist, das, je nach Verfahren, die Abnormität wieder beseitigt bzw. eine gleich- oder gegensinnige Aktion (je nach Definition) auslöst. Ausschlaggebend ist die Harmonisierung als Prinzip des Kurierens.

Die nachweisbar mögliche Erzeugung von Behandlungseffekten auf der Grundlage dieser Denkweise kommt dem Bedürfnis vieler Praktiker nach alternativer und möglichst effizienter Behandlung ihrer Patienten entgegen. Das dahinterstehende Paradigma vom uns grundsätzlich verschlossen bleibenden Wesen der Naturvorgänge ermöglicht aber keinen Zugang mit wissenschaftlich fundierten Methoden und läßt, schon seines Anspruchs wegen, prinzipiell keine nachvollziehbare Erkenntnis über das Wesen homöopathischer Potenzen zu.

Man muß hier sehr klar zwischen einer Feststellung und einer Bewertung unterscheiden. So führt die Entscheidung für Forschung innerhalb naturwissenschaftlicher Denkweise und die daran anschließende Suche nach dem geeigneten Zugang zur Lösung des anstehenden Problems zur Feststellung, daß die eben aufgeführten Verfahren für den gewünschten Zweck prinzipiell ungeeignet sind. Diese Verfahren ihrer therapeutischen Relevanz nach zu bewerten ist eine andere Sache, die nicht hierher gehört. Sich bei Vorliegen einer konkreten Problematik für naturwissenschaftliches Vorgehen zu entscheiden, heißt darüber hinaus nicht, daß man alle Dinge für naturwissenschaftlich erfahrbar und rational erklärbar hält, sondern nur, daß in einem konkreten Fall dem Bedürfnis nach Verständnis mit keinem erkennbar besseren Werkzeug Rechnung getragen werden kann.

3.2 Der medizinische Zugang

In den Augen vieler Kliniker ist der einzig wirkliche Nachweis für die Wirksamkeit einer Therapie die *klinische Studie im Doppelblindversuch* (s.z.B Anschütz 1990, Kleinsorge et al. 1987, Martini 1953). Die Durchführung klinischer Doppelblindstudien hat auch in der Homöopathie eine lange und wechselvolle Geschichte (s.z.B. Righetti 1988 für eine Übersicht). Es lohnt sich, auch bezüglich der Frage nach dem therapeutisch wirksamen Faktor homöopathischer Hochpotenzen, die Problematik Homöopathie versus klinische Studie aufzugreifen und dabei einige kritische Punkte herauszuarbeiten.

Klinische Studien gehen grundsätzlich der Frage nach, mit welcher Wahrscheinlichkeit eine definierte Indikation durch eine Therapie A therapeutisch besser beeinflußt werden kann als durch eine Therapie B. Wichtig ist dabei die Festsetzung eines Nullpunktes in der Wirksamkeitsskala durch Placebos aus zwei Gründen. Erstens weiß man, daß Placebos bei bestimmten Befindlichkeitsstörungen, bei Banalerkrankungen, aber auch bei ernsthaften Erkrankungen eine höchst eindrucksvolle und nachhaltige Wirkung haben können. So sind z.B. folgende *Placebo-Raten* für den therapeutischen Erfolg bei unterschiedlichen Patientenzahlen festgestellt worden (s. Fricke 1983, Kroneberg 1986): Bei postoperativen Wundschmerzen bis zu 87 %, bei Schlafstörungen bis zu 70 %, bei Angstzuständen bis zu 30 %, bei Kopfschmerzen bis zu 50 %, bei Geschwüren des Magen- und Darmtrakts bis zu 55 %, bei Arthrose bis zu 45 %, bei Angina-pectoris-Schmerzen bis zu 66 %, bei Grippe und Erkältung bis zu 40%.

Zweitens definiert das Placebo nicht nur eine wirkstoffreie Therapie, sondern, was im vorliegenden Zusammenhang viel wichtiger ist, gleichzeitig einen Wirkstoffunterschied zum Medikament. Genau hier aber liegt die erste Schwierigkeit bei der Planung und Durchführung von Doppelblindstudien mit homöopathischen Hochpotenzen. Da *kein definierter Unterschied zwischen Placebo und Hochpotenz* bekannt ist, wird jeder in der Interpretation von Studienergebnissen Bewanderte ein für Hochpotenzen positives Studienergebnis notwendigerweise darauf zurückführen müssen, daß entweder ein unvollständiges Studiendesign vorgelegen hat oder daß ein Parameter dominiert hat, der nicht beachtet worden ist, oder daß .... Beispiele belegen das (s. Reilly et al. 1986 im Vergleich zu O'Kneefe 1986, Gibson u. Gibson 1980 im Vergleich zu Shipley u. Berry 1983).

Eine weitere Schwierigkeit bei der Planung und Durchführung von Doppelblindstudien mit homöopathischen Hochpotenzen liegt in der Behandlung inhomogenen Probandenguts. Während die *normale* Studie nämlich eine definierte Indikation hat und infolgedessen *nur* bei Randparametern (z.B. Alter, Geschlecht, Beruf, Gewicht, sportliche Aktivität) auf zusätzliche Homogenität der Gruppen zu achten ist, ist nicht klar, was man unter Homogenität im homöopathischen Fall zu verstehen hat, da anstatt einer Indikation ja, nach Hahnemann, eine *Ansammlung von Befindlichkeiten* vorliegt, die weder vollständig noch von einem erruierenden Therapeuten zum anderen notwendigerweise gleich sein muß. Die Homogenitätsanforderungen für den *normalen* Fall kämen, falls man dieses Problem lösen kann, als gewissermaßen zweite Dimension noch dazu.

Beide Schwierigkeiten zusammen bedeuten aber für die Statistik, dem mathematischen Verfahren, dessen Diktat man sich letztlich unterwirft, daß es sich beim *datenbezogenen* Nachweis homöopathischer Wirksamkeit um ein *nicht bearbeitbares Problem* handelt, d.h. um ein Problem, bei dem die Qualität des beibringbaren Datenmaterials grundsätzlich keine oder zumindest keine eindeutige Antwort zuläßt. Um dies zu verstehen, müssen kurz die Grundvoraussetzungen einer statistisch begründeten Wirksamkeitsaussage erläutert werden.

Am Anfang steht die Frage, ob *zwei Therapien A und B therapeutisch gleich erfolgreich sind oder nicht.* Zuerst muß dann geklärt werden, was als Kriterium für den therapeutischen Erfolg gelten soll und wie dieses Kriterium von Homogenitätsanforderungen an das Patientengut abhängt (z.B. Blutdruck in Abhängigkeit vom Patientenalter, -gewicht etc.). Danach muß, z.b. aus vorhandenem Wissen heraus, festgelegt werden, was unter ge*sund* und unter *nicht gesund* zu verstehen ist, wie hoch der Anteil der zu erwartenden Placeboheilungen zu veranschlagen ist, wie die Besserungen um ihren Erwartungswert verteilt sind, mit welcher Wahrscheinlichkeit man einen Unterschied zwischen A und B erfinden möchte und mit welcher Wahrscheinlichkeit man zuläßt, einen vorhandenen Unterschied zu übersehen. Aus all diesen Angaben läßt sich, entweder schon vor Beginn oder im Verlauf einer Studie, berechnen, wie groß die Anzahl der Probanden sein muß, um einen hypothetisierten therapeutischen Unterschied zwischen A und B begründet zu belegen. Ganz offensichtlich hätte, vor allem des diagnostisch und therapeutisch völlig anderen Ansatzes wegen, hinter all diesen Grundvoraussetzungen im Falle homöopathischer Hochpotenzen als Prüfgegenstand ein Fragezeichen zu stehen, eine Probandenzahl für den Nachweis eines begründeten Unterschieds zwischen Hochpotenzen und Lösungsmittel läßt sich nicht angeben, das Problem ist nicht bearbeitbar.

Was natürlich machbar ist, und auch mehrmals mit Erfolg getan worden ist (s.z.B. Gibson u. Gibson 1980, Reilly et al. 1986, Wiesenauer 1990), ist die Gruppierung homöopathischer Arzneimittelbilder um eine im klinischen Sinne definierbare Indikation (z.B. bestimmte Formen von Rheuma, Heuschnupfen etc.). Ein *repräsentatives Kollektiv* zum Nachweis der Wirksamkeit homöopathischer Therapie als vom Ansatz her anderes Verfahren läßt sich jedoch mit diesen Gruppierungen *nicht* ermitteln. Die Praxis dieser Vorgehensweise zeigt aber zwei Dinge, und damit ist wieder der Bezug zur Untersuchung des Arzneimittels an sich hergestellt. Erstens wurde immer wieder deutlich, daß reproduzierbare und nicht reproduzierbare Studien mit homöopathischen Medikamenten, speziell im höheren Potenzbereich, vor allem die Frage aufwerfen, ob das Ergebnis selbst nicht von einem unbekannten, bisher nicht beachteten oder grundsätzlich nicht beobachtbaren, aber an sich trivialen Parameter verursacht wird, z.b. einer falsch eingeschätzten Placeborate. In der Folge davon wird zweitens deutlich, wie notwendig es ist, sich eine Vorstellung davon zu bilden, was Hochpotenzen vom Lösungsmittel unterscheidet, was also, falls überhaupt vorhanden, die therapeutisch aktive Komponente von Hochpotenzen ist.

3. 3 Der Zugang über das biologische System

Zwischen der Untersuchung eines Arzneimittels an sich und seiner Untersuchung auf nachweisbare therapeutische Effizienz im klinischen Versuch steht die Problematik seiner *Beeinflussungsfähigkeit von biologischen Systemen.* Sie ist, was die Homöopathie betrifft, intensiv u.a. vom biochemischen Standpunkt aus bearbeitet worden (s. Righetti 1988, Scofield 1984, Wurmser 1969 für eine Übersicht). Das Vorgehen ist dabei stets auf standardisierte Messung von Parametern definierter physiologischer Vorgänge angelegt. Vorhandene oder nicht vorhandene signifikante Änderungen der Meßgrößen in Abhängigkeit von der Applikation eines Homöopathikums sollen herausgefunden werden. Gegenüber älteren Studien (s.a. Righetti 1988, Kap. 5), die es z.T. versäumt hatten, neben einer Placebokontrolle auch noch eine *Nullprobenserie* mit zu untersuchen, und denen deshalb der Kritikpunkt nicht erspart bleiben konnte, ganz *normale biologische Rhythmen* als Effekte des Homöopathikums interpretiert zu haben, konnte in neueren Arbeiten (s. Harisch u. Kretschmer 1990a, 1990b) gezeigt werden, daß die Auswirkungen homöopathischer Potenzen auch im höheren Potenzbereich zwar von z.B. der Tagesrhythmik abhängen, aber *nicht* mit dieser identisch, sondern eine qualitativ andere Größe sind. So sehr man versucht ist, bereits hier einen direkten Bezug zwischen Laborergebnissen und Mittelfindung in der Praxis herzustellen, so sehr muß betont werden, daß zum gegenwärtigen Zeitpunkt die Seriösität von Aussagen über die biochemische Begründbarkeit von Wirkungen homöopathischer Potenzen noch identisch ist mit dem Fehlen einer Erklärung für gefundene und bestätigte Effekte (Harisch u. Kretschmer 1990b). Es ist nämlich keineswegs klar, wie durch Hochpotenzen definierte biochemische Abläufe angestoßen werden sollen. Dem biochemischen Verständnis nach sind dazu definierte Reaktionspartner (z.B.Ionen) notwendig. Die aber sind, zumindest von Seiten des Arzneistoffs, *nicht* bekannt.

Erklärungen würden ebenfalls das biophysikalische Verständnis davon voraussetzen, daß in lebenden Systemen auch Beeinflussungen mit einer Energie unterhalb der vorhandenen thermischen Anregung definierte Konsequenzen haben können. Daß dies nicht unwahrscheinlich ist, wurde in zahlreichen Arbeiten (s.Kapitel 4) dokumentiert. Warum dies so ist, läßt sich, trotz vorhandener theoretischer Ansätze bisher nicht schlüssig sagen. Fest scheint nur zu stehen, daß lebende Systeme durch ihre Komplexität selbst eine eigene Aktionskomponente ins Spiel bringen.

4 Biologische Resonanzwirkungen

Daß homöopathische Hochpotenzen eine durch die Verabreichung verursachte therapeutische Wirkung haben, können wir uns nur unter zwei Voraussetzungen vorstellen. Erstens muß die Wirkung die Folge einer definierten Wechselwirkung zwischen Medikament und Organismus sein, und zweitens muß das Medikament fähig sein, im Organismus ein wie immer geartetes definiertes Signal zu hinterlegen, welches der Organismus aus dem Hintergrundrauschen der ihn ständig beeinflussenden äußeren Einflüsse, inklusive derjenigen des Lösungsmittels, selektieren kann. Zum Hinterlegen des Signals bedarf es dabei der Überwindung einer organismuseigenen Energieschwelle.

Ganz allgemein sagt man, daß zwei Teilchen miteinander wechselwirken, wenn sie aufeinander eine Kraft ausüben. Nach der Art der für die Wechselwirkung verantwortlichen Kraft sind auch die Wechselwirkungen benannt. Man unterscheidet die Gravitationswechselwirkung, die schwache Wechselwirkung, die elektromagnetische Wechselwirkung und die starke Wechselwirkung. (Schwache und elektromagnetische Wechselwirkung galten bis vor wenigen Jahren als verschieden. Heute weiß man, daß sie zwei Erscheinungsformen ein- und derselben Kraft sind.). Wechselwirkungen lassen sich als Austausch eines *virtuellen* Teilchens beschreiben, das gleichsam als der Träger der Kraft fungiert. Geladene Teilchen tauschen beispielsweise bei der elektromagnetischen Wechselwirkung ein Photon aus.

Bereits die Forderung nach definierter Wechselwirkung für unseren konkreten Fall ist problematisch. Es sind nämlich Teilchen bzw. Felder notwendig, die aufeinander eine Kraft ausüben. Da es sich bei Hochpotenzen von Seiten des Medikaments als Wechselwirkungspartner aber chemisch um Lösungsmittel handelt, bedeutet dies, bei Annahme einer Hochpotenzwirkung, daß zwischen *Lösungsmittel vor* und *Lösungsmittel nach dem Potenzieren* unterschieden werden muß.

Ebenfalls unter der Annahme einer Hochpotenzwirkung folgt daraus, daß Arznei-information struktureller und nicht materieller Art durch den Potenzierungsvorgang übertragen wird und vom Organismus erkannt werden kann. Daß potenziertes Lösungsmittel dann ebenfalls von unpotenziertem unterscheidbar sein müsse, ist deswegen kein Gegenargument, weil der Arzneistoff als angenommener Strukturträger nicht vorhanden ist. Auch der Hinweis auf homöopathische Potenzen, die den zu potenzierenden Stoff bereits als Verunreinigung enthalten, ist nur bedingt ein Argument. Es ist nämlich ein Unterschied, ob ein Stoff, z.B. Natrium muriaticum, im Lösungsmittel als Verunreinigung vorhanden ist oder ob in das Lösungsmittel eine Menge dieses Stoffes eingebracht wird.

Da wir nicht wissen, welche Wechselwirkung bei der Suche nach dem therapeutisch aktiven Anteil von Hochpotenzen relevant wird, kommen potentiell zunächst einmal alle in Frage. Man kann sogar noch weiter gehen und bisher nicht bekannte weitere Kräfte bzw. Felder postulieren. Wenn deren Existenz nachgewiesen werden kann, sind auch sie akzeptierbar.

Der Grund aber, dessentwegen verbreitet die elektromagnetische Wechselwirkung als für die Übertragung der Arzneiinformation verantwortlich benannt wird, ist, daß biologische Systeme über elektromagnetische Wechselwirkungen als einzige von den vieren sehr gut auch in solchen Frequenzbereichen mit der Außenwelt kommunizieren können, für die dem Organismus ein Sinnesorgan fehlt. Es gibt zudem auch Arbeiten (s.u.), die zeigen, daß für biologische Systeme die Schwelle des organismuseigenen thermischen Rauschens kein unüberwindliches Kommunikationshindernis darstellen muß. Ungelöst freilich bleibt dabei: Wie kommt der Kommunikationsinhalt in das Medikament hinein, bzw. kommt er überhaupt hinein, und worin besteht dieser Kommunikationsinhalt, die Arzneiinformation ? Man sollte sich davor hüten, bereits aus experimentellen Hinweisen darauf, daß biologische Systeme über elektromagnetische Wechselwirkung kommunizieren können, und aus der *erfahrungsmäßig bekannten Wirksamkeit* von Hochpotenzen den Schluß zu ziehen, daß Hochpotenzen elektromagnetische Signale übertragen. Es darf an dieser Stelle nicht unerwähnt bleiben, daß in der Vergangenheit mehrfach versucht wurde, diesen voreiligen Schluß in die therapeutische Praxis umzusetzen. Korrekter ist es, zunächst einmal zu fragen, ob sich der therapeutisch aktive Anteil von Hochpotenzen verstehen, d.h. experimentell nachvollziehen und modellhaft erklären läßt, wenn man Hochpotenzen elektromagnetische Wechselwirkungen mit dem Organismus unterstellt. Falls dies bejaht werden kann, muß sich die Frage nach der Ursache der Wechselwirkung im Medikament selbst anschließen. Nach dem oben Gesagten ist dabei u.a. nachzuweisen, daß ein wohldefinierter signaltragender Austausch elektromagnetischer

Quanten zwischen Medikament und Organismus erstens stattfinden kann und zweitens auch tatsächlich stattfindet.

In jedem Fall aber muß die Unterstellung einen (möglichst theoretisch **und** experimentell) nachvollziehbaren Sachzusammenhang innerhalb der Vorstellung von Abläufen in biologischen Systemen zugrunde legen. Der Darstellung einer Denkmöglichkeit für diesen Sachzusammenhang seien zwei Beispiele vorangestellt, die zeigen sollen, auf Grund welcher Phänomenologie vermutet wird, daß biologische Systeme auf elektromagnetische Signale mit Energien unterhalb der durch die organismuseigene Anregung gegebene Energieschwelle definiert reagieren.

Beispiel 1: Im Jahre 1974 berichteten Devyatkov und Mitarbeiter (Devyatkov et al. 1974) von Versuchen, bei denen die Produktion von Colicin durch Escherichia coli Bakterien erhöht war, wenn die Bakterien im Mikrowellenbereich bestrahlt wurden. Die Bestrahlungsintensität lag zwischen 0.001 und 1.0 mW/qcm, ein Wachstum durch Wärme war fast sicher ausgeschlossen. Das Wachstum hing jedoch äußerst sensibel von der *richtig* eingestellten Strahlungsfrequenz ab, und entsprechend scharf waren auch die Resonanzbreiten. Die Arbeit erschien unabhängig von einer Untersuchung (Webb u. Doods 1968) aus dem Jahre 1968, in der ebenfalls Bestrahlungseffekte im Gigahertzbereich (Gigahertz:= GHz:= 10^9 Hz) bei Einzellern beobachtet worden waren. Mehrere Reproduktionsversuche scheiterten, mehrere waren erfolgreich. Daraus konnte eigentlich nur der Schluß gezogen werden, daß die Reproduzierbarkeit solcher physikalisch-biologischer Effekte mit großer Wahrscheinlichkeit von einem speziellen standardisierten Versuchsdesign abhängt, mit dem schwer beeinflußbare Parameter des beobachteten Systems einigermaßen unter Kontrolle gebracht werden können. Mit dieser Aufgabenstellung befaßt sich seit geraumer Zeit u.a. eine Gruppe um W. Grundler und F.Keilmann (s. Grundler et al. 1983 und 1988). Es kann nicht Aufgabe der vorliegenden Darstellung sein, deren Arbeit im Detail zu referieren. Für den mit dem Thema bis jetzt nicht befaßten Leser erscheint es ausreichend, anhand einer zwar schon etwas älteren, aber aufschlußreichen Arbeit (Keilmann 1985) die Beobachtungen nachzuvollziehen .

Gearbeitet wurde mit Hefezellen, die in Vorkultur auf exponentielles Wachstum programmiert worden waren. Untersucht wurde das Wachstum der Zellen nach Bestrahlung im Bereich um 42 GHz bei einer Intensität von 0.1 mW/qcm. Als Nullprobe dienten unbestrahlte Zellen. Die Messung beider Zellgesamtheiten begann nach etwa einer halben Stunde Adaptionszeit in einer Glasküvette und dauerte ca. 3 Stunden. Die Teilungsgeschwindigkeit der Zellen liegt bei ca. 70Minuten. In der Küvette wurden die Zellen ständig gerührt, um erstens ein Absetzen zu vermeiden und um zweitens zu gewährleisten, daß im Mittel jede Zelle der an der Oberfläche besonders intensiven Mikrowellenstrahlung gleich oft ausgesetzt ist. Quantitativ wurde sowohl mittels photografischer Serien als auch photometrisch das Zellwachstum verfolgt. Ergebnisse liegen in Form von Mittelwerten der Wachstumsgeschwindigkeiten vor. Als Resultat wurde ein durch die Bestrahlung beschleunigtes, größer als exponentielles Wachstum festgestellt, welches an eine bestimmte Schwellenintensität   (ca. 3mW) und an ein relativ scharfes Frequenzband im Gigahertz-Bereich gebunden ist. Die Bestrahlungsenergie lag unterhalb der thermischen Energiebarriere.

Von einer thermischen Energiebarriere in biologischen Systemen kann deswegen die Rede sein, weil diese sich, aufgefaßt als Quantensysteme, ständig in angeregten Zuständen befinden, die für eine vorstellbare Beeinflussung energetisch überboten werden müssen. Bei Körpertemperatur $T \approx 37^0$ C $\approx$ (273 + $37)^0$ K = 310^0 K berechnet sich der Mittelwert dieser Schwellenenergie nach E = k $\cdot$T (k = Boltzmannkonstante = 8.616 $\cdot$ 10^{-5} eV$\cdot$Grad^{-1}) zu ca. 0.027 eV (eV = Elektronenvolt). Diese Energie reicht, wie wir jeden Augenblick an uns selbst feststellen können, nicht aus, um chemische Bindungen im Organismus zu zerbrechen. Wegen E = h $\cdot$ ν (h = Planck' sches Wirkungsquantum = 6.625 $\cdot$ 10^{-27} erg$\cdot$ sec ; ν = Frequenz) kann sie aber auch nicht von Quanten elektromagnetischer Felder mit einer Frequenz unterhalb des unteren bis mittleren Infrarotbereichs (10^{12} - 10^{14} Hz) überwunden werden.

Beispiel 2: Ergebnisse über die therapeutische Beeinflussung des menschlichen Organismus mit elektromagnetischen Wellen aus relativ schmalen Frequenzbändern im Gigahertz-Bereich mit Energien unterhalb der thermischen Beeinflussungsschwelle hat 1984 eine Gruppe von russischen Forschern (Andrew et al. 1984) vorgelegt (s. Kasten).

Beiden Beispielen ist gemeinsam, daß sie herkömmlichen energetischen Grundüberlegungen anscheinend widersprechen (s.a. Keilmann 1985, Smith 1988, Fröhlich 1980). Normalerweise geht man nämlich davon aus, daß sich auch bei biologischen Systemen die Wechselwirkung mit elektromagnetischen Feldern verstehen läßt über Phänomene wie z.B. die Bewegung geladener Teilchen in elektrischen Feldern oder die dielektrische Erwärmung oder, wenn es sich um Wirkungen an Objekten mit diskreten Energiezuständen handelt, Quantenwirkungen. In jedem Fall aber muß zur Überwindung der Rauschbarriere eine Energie aufgebracht werden, die mindestens dem Rauschen entspricht. In beiden Fällen wurden aber mit niedrigeren Energien biologische Effekte erzielt. In den

Beispielen ist ein durch thermische Beeinflussung verursachter Wachstums- bzw. Heilungseffekt durch Wärmeeinwirkung nicht ersichtlich.

Der eben dargestellte Widerspruch läßt sich, zumindest theoretisch, dadurch auflösen, daß man nichtlineare Schwingungssysteme mit besonderen Eigenschaften für den Ablauf von bestimmten Prozessen in biologischen Systemen als entschei-

Kasten (nach Andrew et al. 1984)

Gegenstand: Lokale Anwendung von Radiowellen aus dem mm-Bereich mit einer Leistungsflußdichte von 10 mW/qcm für therapeutische Zwecke. Es sollten die Hautzonen mit der effektivsten therapeutischen Beeinflußbarkeit gefunden werden.

Grundeigenschaft: Keine thermische Beeinflussung des Organismus beobachtbar.

Vorauswahl: Elektromagnetische Felder im Bereich 30 - 80 GHz.

Methodik:
1. Feststellen des physiol. Zustandes der Probanden.
2. 30-minütige Anwendung einer e.m. Strahlungsquelle im Abstand von 5 - 20 mm von der Hautoberfläche.
3. Aufgrund des physiol. Zustandes und aufgrund subjektiver Patientenäußerungen Frequenzvariationen von 10-100 MHz.

Resultate:
1. Zwischen erkrankten Organen und den zugehörigen Akupunkturpunkten konnte eine Korrellation hergestellt werden. Bei Bestrahlung dieser Punkte waren folgende physiol. Änderungen beobachtbar: Puls, Arteriendruck, effektive Diurese, Acidität des Magens.
2. Die Reaktionen zeigten sich im Frequenzband 45 - 64 GHz.
3. Positive Behandlung von 105 Patienten mit vorhergegangener erfolgloser klassischer Behandlung (dokumentierte Fälle).

dend verantwortlich ansieht. Diese Idee ist im Wesentlichen das Verdienst des Physikers H. Fröhlich. Nach Fröhlich (1980, 1983, 1988) können aktive biologische Systeme physikalisch durch vier Eigenschaften charakterisiert werden:

1. Sie sind verhältnismäßig stabil.

2. Sie sind weitab vom thermischen Gleichgewicht.

3. Sie zeigen eine nicht-triviale Ordnung.

4. Sie haben ungewöhnliche dielektrische Eigenschaften.

Was meint Fröhlich damit ? Welche Konsequenzen haben diese vier Eigenschaften für die Auswirkungen externer Stimuli auf biologische Systeme ? Wie gut sind Fröhlichs Aussagen belegt bzw. belegbar ?

Zur letzten Frage zuerst. Die Theorie Fröhlichs von der biologischen Relevanz nicht-linearer Schwingungsphänomene ist als Ganzes, inklusive aller daraus resultierenden Konsequenzen, bis heute nicht bestätigt. Die beiden Beispiele am Anfang des Kapitels zeigen jedoch die Übereinstimmung von theoretischer Vorhersage und Experiment in Teilaspekten. Sie belegen experimentell die Beeinflußbarkeit biologischer Systeme über Frequenzen in relativ schmalen Bändern anstatt über Intensitäten. Eines dieser Bänder soll in der Gegend von 10^{11} Hz liegen. Die Angabe dieses Bandes rührt nach Fröhlich von den besonderen dielektrischen Eigenschaften biologischer Systeme her und ergibt sich aus folgender Überlegung. Die Dicke biologischer Membranen liegt in der Größenordnung von 10^{-6} cm . Bei einer elektrischen Potentialdifferenz von ca.100 mV zwischen den Membranoberflächen führt das zu einem Feld mit der Feldstärke 10^5 V/cm und hat eine starke Polarisation der Materie innerhalb der Membran zur Folge. Oszillationen führen dann zu elektrischen Vibrationen. Aus der Membrandicke und den elastischen Eigenschaften der Membran läßt sich die Frequenz der Membranvibration abschätzen. Sie liegt im Bereich von 10^{10} - 10^{11} Hz. Wie bei allen schwingenden Systemen wird durch Wechselwirkung mit einem zweiten Schwinger auf gleicher Frequenz resonant die Amplitude, d.h. die Intensität beeinflußt.

Mit der Feststellung verhältnismäßiger Stabilität weitab vom Gleichgewicht (weitab vom Gleichgewicht heißt hier: Lineare Antwort (s.u.) auf einen Reiz findet nicht statt) ist die dazu notwendige Stabilisierung vorkommender Anregungen gemeint, d.h. Anregungen in biologischen System müssen ständig neu mit Energie versorgt werden, um stabil zu bleiben. Daß dieses Nachfüttern mit Energie tatsächlich zu einer Stabilisierung und nicht zu einer Verschmierung, also einem Rauschen, führt, weist auf Zustände hin, bei denen das System sich lokal, d.h. innerhalb bestimmter Energieintervalle, um eine Gleichgewichtslage herum bewegt, bei größeren Auslenkungen aber ein anderes Verhalten zeigt. Solche Zustände heißen metastabil. Unter welchen Umständen sich metastabile Zustände in einem physikalischen System einstellen und wie eng deren Verwandtschaft zu chaotischem Systemverhalten ist, sei zunächst einmal an einem relativ einfachen Beispiel verdeutlicht. Inwieweit die in diesem Beispiel dargestellten Oszillatoreigenschaften nach Meinung Fröhlichs auch relevant für biologische Systeme sind, soll anschließend erörtert werden.

Betrachtet werde als System ein einzelnes schwingendes Teilchen, dessen Ruhepunkt als x = 0 definiert sein soll. Die Bahn des Teilchens ist durch die Kraft F = Masse · Beschleunigung und die ihr entgegengerichtete rücktreibende Kraft festgelegt (s. Abb. 1).

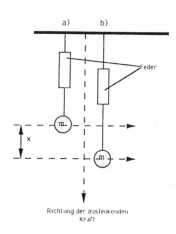

Abb. 1. a) Die Masse m liegt reibungsfrei im Ursprung. **b)** Eine Auslenkung um x führt zu einer rücktreibenden Kraft proportional zu x.

Die rücktreibende Kraft ist die Ableitung $dV(x)/dx$ des Potentials $V(x)$. Daraus ergibt sich für eine lineare, d.h. für eine zur Auslenkung x proportionale, rücktreibende Kraft wegen $F = -a \cdot x$ ein parabelförmiges Potential $V(x) = (a/2) \cdot x^2$ ($a > 0$ ist die Proportionalitätskonstante), die Schwingung ist harmonisch. Für den Fall aber, daß sich das Teilchen unter dem Einfluß einer *nicht-linearen* rücktreibenden Kraft bewegt, erhält man eine völlig veränderte Situation. Sei beispielsweise $F = -a \cdot x - b \cdot x^3$, das Potential also $V(x) = (a/2) \cdot x^2 + (b/4) \cdot x^4$, dann schwingt für $b > 0$ das Teilchen zwar nach wie vor, aber nicht mehr harmonisch. Für $b < 0$ hat die rücktreibende Kraft außer bei $x = 0$ noch die Nullstellen $x = \pm(a/|b|)^{1/2}$. An diesen beiden Stellen hat die potentielle Energie $V(x)$ jeweils ein Maximum, und links bzw. rechts von diesen Maxima oszilliert das Teilchen nicht mehr. Für $a > 0$ und $b < 0$ ist das System in der Nähe von $x = 0$ relativ stabil, für $x = 0$ ist es in einem metastabilen Zustand. Außerhalb der Potentialmulde um $x = 0$ (s. Abb. 2 a)) hat das System von sich aus keine Möglichkeit, in den Zustand bei $x = 0$ zurückzukehren. Die Abbildung 2a) zeigt aber auch, daß innerhalb des Bereichs zwischen den Maxima um $x = 0$ Oszillationen kleineren Umfangs möglich sind. Wahrscheinlich ist, daß bei realen Systemen Potentiale vorliegen, die sich aus vielen solcher relativ stabilen Bereiche zusammensetzen, daß also eine Hügellandschaft mit relativ geringen Gipfelhöhen vorliegt. Bereits mit geringen Auslenkungen ist dann das betreffende System in der Lage, seinen Zustand zu wechseln

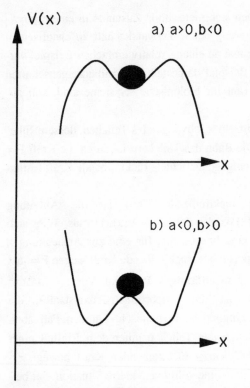

und z.B. in einen tiefer liegenden, benachbarten, evtl. ebensowenig stabilen überzugehen. Ein noch anderes Systemverhalten ergibt sich für a < 0 und b > 0. Hier hat die rücktreibende Kraft im Nullpunkt und bei x=± $(a/|b|)^{1/2}$ Nullstellen, das Potential aber ein Maximum im Nullpunkt und links und rechts davon an den Stellen x = ±$(a/|b|)^{1/2}$ ein Minimum (s. Abb. 2 b)). Das System ist dann unstabil bei x=0 und fällt mit gleicher Wahrscheinlichkeit von dort in eines der beiden Minima, was bei vielen Wiederholungen eines Experiments im Mittel den Anschein chaotischen Verhaltens vermitteln kann (tatsächlich liegt das System an der Schwelle eines sehr geordneten Verhaltens, wie das Laserbeispiel weiter unten zeigt).

Abb. 2. Verlauf der Potentialkurve bei verschiedenen Vorzeichen der Koeffizienten a und b. Das System schwingt nur, wenn es in eine Potentialmulde zurückzukehren sucht.

Entscheidend für das unterschiedliche Oszillatorverhalten, und darauf kommt es hier an, ist die Nichtlinearität der rücktreibenden Kraft. Nichtlinearitäten können die verschiedensten Ursachen haben. Auf jeden Fall aber sind sie dann wahrscheinlich, wenn das betrachtete System nicht aus einem, sondern aus einer Vielzahl von Oszillatoren besteht, die auf eine dem System eigene Art und Weise miteinander wechselwirken. Eine solche Situation ist vorhanden, wenn man aktive biologische Systeme auf molekularer Ebene betrachtet. Selbstverständlich muß man im Realfall von sehr viel komplizierteren Ausdrücken für V(x) ausgehen, als dies im vorangegangen Beispiel der Fall ist. Die große Anzahl von gekoppelten Oszillatoren in biologischen Systemen zwingt außerdem dazu, die Beschreibung der Dynamik der Einzeloszillatoren durch die Beschreibung des Gesamtsystemverhaltens zu ergänzen. Das folgende von Fröhlich gegebene Beispiel zeigt, was damit gemeint ist und zu welchen umfassenderen Einsichten dies führen kann:

Betrachtet man die durch eine Schallwelle erzeugten Schwingungen der Luftmoleküle, dann ist die Bewegung der *einzelnen* Luftmoleküle nahe dem thermischen Gleichgewicht, dem Zustand mit der größten Unordnung, ungeordnet (chaotisch). Dies ändert sich auch durch die Einwirkung der Schallwelle nur geringfügig. Hingegen haben einzelne Parameter des Gesamtsystemverhaltens, z.B. die mittlere Moleküldichte, wohldefinierte systematische Variationen.

Die *Verallgemeinerung* dieses Beispiels *auf Nicht-Gleichgewicht-Systeme*, z.B. biologische Systeme, führt zum Begriff der Kohärenz in angeregten Systemen. Was für den nicht angeregten Zustand von Materie, den sogenannten Grundzustand, trivial ist, daß nämlich aus der Kenntnis von Systemeigenschaften in einem Raum-Zeit-Punkt (x_1, t_1) die Kenntnis der Systemeigenschaften in jedem anderen Raum-Zeit-Punkt (x,t) folgt, impliziert für angeregte Systeme, daß, wenn eine ebensolche Gesamtkenntnis von Systemeigenschaften garantiert sein soll, eine zugrunde liegende Ordnung bzw. Organisation vorhanden sein muß, selbst wenn diese nicht näher bekannt ist . Kohärenz eines Systemzustandes bedeutet als Ausdruck dieser zugrunde liegenden Organisation, daß dessen Erwartungswert ($\approx$ Mittelwert) nicht verschwindet, wie das bei ungeordnetem Raum-Zeit-Verhalten der Fall ist.

Bekanntestes Beispiel für Kohärenz ist das Laserlicht (LASER = **L**ight **A**mplification by **S**timulated **E**mission of **R**adiation, s.z.B. Dorn 1966, Haken 1979 - 81). Im Gegensatz zum Licht thermischer Lichtquellen, z.B. einer Glühlampe, das aus dem ungeordnet übereinander liegenden Licht der unterschiedlichsten Frequenzen besteht und damit einem Rauschen entspricht, ist Laserlicht mit einem einzelnen Ton zu vergleichen. Man kann es sich als *einen,* nahezu unendlich großen, Wellenzug vorstellen. Beim Laser nützt man aus, daß bei manchen Elementen angeregte Atome aufgenommene Energie nicht sofort abstrahlen, sondern in einen metastabilen Zustand gelangen können. Werden z.B. sehr viele Chromatome in einem Rubinkristall durch allseitiges Einstrahlen von grünem Licht in einen solchen Zustand *gepumpt,* dann kann der entstehende Energieüberschuß durch Einstrahlen von Quanten resonant abgerufen werden. In kurzen, energiereichen Lichtblitzen der Abruffrequenz verlassen Quanten den Kristall. Die äußeren Abmessungen des Rubins müssen dabei ein ganzzahliges Vielfaches der halben Wellenlänge des abrufenden Lichts haben, die Enden des Rubins müssen verspiegelt sein, wobei eine Endfläche etwas durchlässig ist. Durch die durchlässige Begrenzungsfläche verläßt eine stehende Welle, streng kohärentes Licht, das Kristall. Die Abbildung 3 zeigt das Anregungsschema sowie das Schema einer Anordnung zum Erzeugen

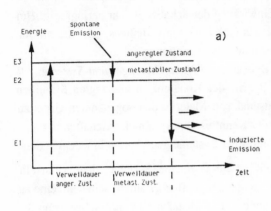

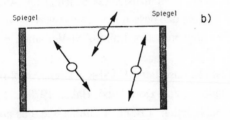

Abb. 3. a) Anregungsschema. Durch Pumpen werden gleichzeitig viele Teilchen mit metastabilem Zustand angeregt. Der durch induzierte Emission ausgelöste Übergang in den Grundzustand produziert kohärente Strahlung. **b)** Schema eines Laserresonators. Schräg zur Laserachse verlaufende Wellen verlassen den Resonator ohne zum Laserprozeß beizutragen.

kohärenten Lichts (für eine quantenmechanische Definition der Kohärenz s. z.B. Haken 1973, Haken 1979-81).

Innerhalb der Vorstellungen Fröhlichs sind biologische Systeme dazu befähigt, durch Anregung kohärenter Zustände in ihnen auf externe Stimuli niedriger Energie definiert zu reagieren, auch dann, wenn diese Energie einem Zufallsreservoir entstammt und normalerweise nur als in Wärme umgewandelt vorstellbar ist. Ganz grob gesprochen, bewirken schwache externe Stimuli im Organismus bzw. in einzelnen Zellen nach dieser Theorie das Gleiche wie die Abruffrequenz im vorgestellten Laserbeispiel.

Dabei ist zu erwarten, daß sowohl die Komplexität des Systems durch die Anzahl der miteinander verkoppelten Oszillatoren als auch die Komplexität der übermittelten Signale (Modenkombination) ungleich höher ist als bei technisch realisierbaren Systemen. Fröhlich unterscheidet zwischen drei Typen kohärenter Anregung. Erstens können einzelne Schwingungsmoden angeregt werden, wozu eine Energiemenge oberhalb einer modenabhängigen Mindestrate zur Verfügung stehen muß. Zweitens können metastabile hochpolare Zustände angeregt werden, was zu einer nicht-chemischen Energiespeicherung führen kann. Schließlich können Grenzzyklen angeregt werden, wie sie z.B. bei periodischen Enzymreaktionen vorkommen.

Zu einer möglichen Umsetzung der Fröhlich'schen Vorstellung in konkrete biologische Vorgänge ist bei Keilmann (s.Keilmann 1985) zu lesen:

Fröhlichs sehr allgemeine Konzepte basieren einerseits auf der Behandlung der Bewegungsmöglichkeiten innerhalb fester Körper ("Gitterdynamik", "Phasenübergang"), und nehmen andererseits einen zentralen Unterschied wahr, der biologische Funktion über physikalische Gesetzmäßigkeit hinaushebt: Die biologischen Strukturen entwickeln sich, sie brauchen (und schaffen sich) ständige Energiezufuhr, sie funktionieren wie Maschinen. Die Energie wird über chemische Prozesse hauptsächlich in Form von transportablen ATP-Molekülen mikroskopisch verfügbar gemacht. Es ist nun denkbar, daß nicht nur chemische Prozesse durch ATP-Beteiligung aktiviert werden, sondern auch rein physikalische, wie etwa die Anregung von Eigenschwingungen großer Moleküle oder Assoziate, und zwar weit über thermische Amplituden hinaus. Von dieser Primäranregung aus sind verschiedene Folgeprozesse vorstellbar, die zu Schalteingriffen in biologische Abläufe führen. So könnte eine Konformationsänderung (dies entspricht einem Phasenübergang) eines Enzym-Moleküls erfolgen, wodurch dessen Aktivität, d.h. also die Geschwindigkeit einer spezifischen biochemischen Reaktion, um Größenordnungen verändert wird. Eine andere Konsequenz könnte in der spezifischen Anziehungskraft liegen, die auch bei größerer Entfernung zwischen zwei Molekülen dann auftritt, wenn beide zu einer Schwingungsbewegung großer Amplitude angeregt werden."

Im Hinblick auf die Homöopathieproblematik ist nach dem eben Gesagten sehr wohl denkbar, daß bei Unterstellung elektromagnetischer Wechselwirkung von Hochpotenz und Organismus letzterer auch bei extrem schwachen Reizen auf nicht-chemischem Wege zu definierten Aktivitäten angeregt wird. Vorausgesetzt muß allerdings werden, daß im entsprechenden Spektralbereich die spektrale Leistungsdichte der organismuseigenen Signale klein genug ist.

Jetzt kommt es darauf an, im Medikament selbst die Quelle für diese Reize dingfest zu machen, d.h. nachzuweisen, daß Hochpotenzen in der Lage sind, im Gegensatz zum Lösungsmittel, biologische Systeme kohärent anzuregen, und dies auch tatsächlich tun. Nach Art der unterstellten Wechselwirkung müßte dies über einen nicht-chaotischen Photonenaustausch geschehen, was wiederum eine durch die Potenzierung veranlaßte *besondere, z.B. geometrische* Beziehung der Lösungsmittelmoleküle untereinander voraussetzt.

5 Experimentelle Verifikationsversuche

Im Hinblick auf die notwendige künftige Modellbildung muß die Darstellung experimenteller Untersuchungen eines Unterschieds zwischen Lösungsmittel und Hochpotenz bei der gegebenen Fragestellung einen vorrangigen Platz einnehmen. Durch positive und negative experimentelle Ergebnisse wird möglicherweise eine begründete Vorauswahl bei der Modellbildung zu treffen sein. Damit diese Vorauswahl einleuchtet, ist es nötig, auf die Phänomenologie des Experiments, auf die Hypothese der Autoren, auf die Studiendurchführung, auf die Ergebnisse und auf eventuell gegebene Interpretation einzugehen und eine kritische Bewertung anzufügen. Es werden jedoch nicht alle in der Literatur vorhandenen Arbeiten behandelt, Vollständigkeit ist sowieso nur in einer ständig ergänzten Dokumentation zu erreichen. Um die Grundgedanken darzustellen, genügt es, die wichtigsten Untersuchungen zu gruppieren und nur einige wenige Repräsentanten jeder Gruppe näher zu betrachten.

Naturwissenschaft wäre falsch verstanden, wenn die Absicht bestünde, bei Hochpotenzen mit der Verfeinerung physikalischer und chemischer Meßmethoden nach materiellen Resten der Ausgangssubstanz zu suchen. Forschungsgegenstand können nur sekundäre Spuren sein, die der Ausgangsstoff bei der Potenzierung im Lösungsmittel hinterläßt. Dabei ist völlig offen, wie, wenn überhaupt, diese Spuren sich in meß- und beschreibbaren Größen niederschlagen. So gesehen ist dieser Zweig der Homöopathieforschung, ähnlich wie die Forschung mit dem biochemischen Ansatz, im Stadium der notwendigen Etablierung von Effekten, wobei es zu dieser jedoch zwei entscheidende Unterschiede gibt. Es ist nämlich erstens kaum möglich, mit einem physikalischen Meßgerät die Trennschärfe biologischer Detektoren zu erreichen, d.h. daß, wenn Meßbarkeit beim Arzneimittel vorliegen soll, in der Regel Effekte vorliegen müssen, die um viele Größenordnungen intensiver sind als die Anregungsschwelle für biologische

Detektoren. Für die Praxis bedeutet das, daß positive Ergebnisse bei der Suche nach einem definierten Unterschied zwischen Lösungsmittel und Potenz, vorausgesetzt sie sind methodisch einwandfrei, Verwertbarkeitsaussagen zulassen, negative Ergebnisse jedoch auch auf die ungenügende Trennschärfe der Meßmethodik zurückzuführen sein können. Zweitens kann man davon ausgehen, daß biologische Systeme auf sehr viel komplexere Weise Signalerkennung betreiben als eine auf die Messung weniger Größen ausgerichtete physikalische Anordnung.

Allen Arbeiten über homöopathische (Hoch)-Potenzen, ihrem Unterschied zum Lösungsmittel und ihrer Wirkung auf biologische Systeme liegt, da Potenzierung als Präparationsschritt anzusehen ist, ein methodischer Fehler zugrunde. Sie gehen nämlich nie von einer anders als homöopathisch-pharmakologisch standardisierten Präparation aus. Es wird also nicht bereits bei der Probenpräparation im mechanischen Teil, etwa durch vollautomatische Herstellung, reproduzierbar standardisiert (bei organischen Urtinkturen wäre zusätzlich noch über verschiedene Chargen zu standardisieren). Theoretisch könnte die fehlende Standardisierung ein Grund für die teilweise nicht einordenbaren Unterschiede bei Ergebnissen mit dem gleichen Experiment und dem gleichen Arzneimittel sein. Daraus würde aber auch folgen, daß gefundene Effekte andere Selektionskriterien repräsentieren als diejenigen, die der Organismus bei Verarbeitung der *Arzneiinformation* benutzt.

Außer in den Arbeiten von Jones und Jenkins (1981, 1983a, 1983b) ist Herstellungsstandardisierung kaum untersucht worden. Da diese Autoren jedoch als Gütekriterium das Wachstum von Kulturen wählten und auch hier ein Vergleich zu anderen Untersuchungen nicht vorhanden und wohl auch aufgrund der Vielzahl denkbarer Einflußfaktoren schwer möglich ist, kann selbst deren Arbeit kaum Aufschluß über die Beherrschbarkeit des methodischen Fehlers geben. Eindeutig klar ist aber, daß, falls die Präparation einen entscheidenden Einfluß auf den Unterschied zwischen Lösungsmittel und Potenz hat, keine Vergleichbarkeit zwischen Proben verschiedener Chargen besteht, selbst wenn sie von derselben Person in zwei aufeinanderfolgenden Arbeitsschritten hergestellt worden sind. Umgekehrt ist unklar, wie ein zu standardisierendes Potenzierungsverfahren auszusehen hätte, wenn Potenzierung an sich nicht nachweislich meß- und reproduzierbare Effekte auslösen kann. Die Kontrolle würde fehlen. Als Ausweg aus diesem Dilemma bleibt deshalb zunächst nur, reproduzierbare Effekte zu suchen, die Unterschiede belegen. Interpretationen sind verfrüht und müßten, wie eben dargestellt, z.B. auch Einzelheiten des Potenzierungsvorgangs einbeziehen.

Historisch entwickelte sich die Untersuchung homöopathischer Potenzen auf ihre therapeutisch aktive Komponente hin aus einer Lernprozeß-Hypothese (Imprinttheorie). Vermutlich mit Kenntnis älterer Arbeiten, u.a. von Gay und Boiron

(1953), formulierte Barnard (1965) zum erstenmal die Hypothese, daß, im Falle von Wasser als Lösungsmittel, Elektrolyte bei der Potenzierung polymerähnliche Strukturen im Lösungsmittel entstehen lassen, die fähig sind, sich selbst zu replizieren. Obwohl mindestens seit der Arbeit von Bernal und Fowler (1933) bekannt war, daß höher als monomere Strukturen in Wasser energetisch begünstigt sind, obwohl auch bekannt war, daß die Lebensdauer von Ankettungen in flüssigem Wasser im Nanosekunden-Bereich liegt (s.z.B. Franks 1972), ergab sich mittel- oder unmittelbar in der Folge der Hypothese Barnards eine Reihe von Untersuchungen, deren gemeinsamer Gegenstand zwar die experimentelle Erarbeitung eines meßbaren Unterschiedes zwischen Potenz und Lösungmittel war, die sogar teilweise versuchten, eine Interpretation ihrer Ergebnisse in Richtung eines Modells zu geben, die aber stets den konkreten Fakten über die Struktur von Flüssigkeiten nicht nachvollziehbar Rechnung trugen (s.a. Righetti 1988, Scofield 1984, Wurmser 1969). Man muß Bergholz (1985) zustimmen, der eine *systematische* Untersuchung der Potenzierung, der Wahl des Lösungsmittels, der Übergänge fest<-->flüssig und flüssig<-->fest und anderer Parameter zur nachvollziehbaren Identifikation des therapeutisch aktiven Anteils homöopathischer Potenzen fordert. Insgesamt gesehen ergibt sich nämlich beim Durchgehen der im Folgenden dargestellten Experimente der *Eindruck einer unsystematischen Suche* nach der berühmten Nadel im Heuhaufen. Gerechterweise sollte man aber die Systemlosigkeit und die fehlende Vergleichbarkeit von Ergebnissen aufgrund anderer Fragestellung oder anderer äußerer Voraussetzungen zumindest zum Teil auf die fehlende Institutionalisierung dieses Zweigs der Homöopathieforschung zurückführen.

5.1 Varia

Im ersten Abschnitt sollen zunächst all diejenigen Untersuchungen zusammengefaßt werden, bei denen aus der Art der Darstellung ein unkritisches Auseinandersetzen mit der Fragestellung zu vermuten ist. Die Tatsache, daß mit gängigen Labormethoden eine ganze Reihe von Parametern homöopathischer Potenzen untersucht wurde, legt weiterhin den Schluß nahe, daß man sich bei allen diesen Studien auf der *Suche* nach einem Effekt befand und kein bestimmter Grund vorlag, eine der verwendeten Methoden gezielt einzusetzen. Dies wird noch plausibler dadurch, daß alle in diesem Abschnitt aufgelisteten Untersuchungen von insgesamt zwei Autorengruppen durchgeführt und publiziert wurden. Um einerseits dem Leser die bestmögliche Information zu übermitteln, die eventuell zu größer angelegten, bewertbaren Studien führt, andererseits aber den Umfang dieses Abschnittes nicht zu überdehnen, wird auf die Darlegung physikalischer Hintergründe der Meßverfahren verzichtet. Alle Untersuchungen werden in gestraffter Form dargestellt. Soweit aus der zugehörigen Literatur zu ersehen ist, was die Hypothese war, welche apparativen Vorgaben beachtet wurden und welche Resultate mit welcher Aussage erzielt wurden, wird dies erwähnt. Andernfalls bleibt es im wesentlichen beim Literaturhinweis. Eine Bewertung wäre in allen Fällen nur dann sinnvoll, wenn eine wirkliche Auseinandersetzung mit der Fragestellung aus der Publikation zu ersehen wäre.

pH-Wert-Messungen wurden von Jussal et al. (1982,1984, s.a. King 1988) bei Potenzen von K_2CO_3, K_2CO_3 + Lactose und Lactose durchgeführt. Bis hin zur D30 wurden dabei unterschiedliche pH-Werte gemessen. Die Unterschiede reichten innerhalb gleicher Potenzstufen von pH 7.1 bis hin zu pH 7.9. Die Genauigkeit des pH-Meters wurde nicht evaluiert. Die Anzahl der Messungen pro Probe und pro Potenz ist nicht zu ersehen. Die Interpolation zwischen gemessenen Werten ist, ebenso wie bei vielen anderen Untersuchungen in der Homöopathieforschung, solange ein zweifelhaftes Vorgehen, wie aus den entstehenden rhythmischen Kurven keine definitiven Schlüsse gezogen werden können und nicht nachgewiesen wird, daß es sich nicht um ein ganz normales, durch Meßfehler bedingtes, Rauschen handelt.

Einen Bezug zwischen der Hydrolisierungsrate von Acetylcholin unter dem Einfluß verschiedener Belladonna-Potenzen wird in der Arbeit von Jussal et al. (1982) herzustellen versucht. Grundgedanke ist dabei, daß homöopathische Medikamente möglicherweise über Impulskorrekturen, die denen synaptischer Signalübertragung ähnlich sind, ihre Wirkung entfalten. Am Beispiel des Neurotransmitters Acetylcholin, für das Neuronen einen Rezeptor haben, wird dies versucht, experimentell zu verifizieren. Von den beiden am Übertragungsprozeß beteiligten Enzymen hydrolysiert dabei Acetylcholinesterase das Acetylcholin. Aus Gänsehirn und menschlichem Blutserum wurde für den Versuch die Enzymquelle gewonnen, die gemessenen Micro-Mol (pro 0.1 ml)-Konzentrationen hydrolisierter Acetylcholinmengen unter dem Einfluß von Belladonna-Potenzen D0 bis D30 wurden anschließend in Beziehung zu den Variationen der pH-Werte (7.9 - 8.3) dieser Potenzen von Belladonna gesetzt.

Rhythmische Variation der optischen Dichte von Sulfur- und Natrium muriaticum-C-Potenzen (bis zur C30) in Abhängigkeit von der Potenzstufe werden in der Arbeit von Jussal (1978, s.a. King 1988) vorgestellt. Fehlerbalken, Angaben über die Anzahl der Messungen und über die Evaluation der Meßmethode fehlen.

Ebenfalls auf Grund nicht vorhandener Angaben über die Vorgehensweise nicht nachvollziehbar ist der Effekt (Jussal et al. 1982, s.a. King 1988), daß die optische Dichte von Euphrasia-Potenzen oberhalb der D12 nicht gleich der des Lösungsmittels bleiben, sondern kontinuierlich ansteigen soll.

Bei der Bestimmung des Brechungsindex von Aconitum Q-Potenzen erhielten Khan u. Saify (1975a, s.a. King 1988) Ergebnisse, die Unterschiede in Abhängigkeit von der Herstellungsmethode dokumentieren (drei Proben aus der Apotheke, eine Probe selbst hergestellt). Aus der Darstellung ist nicht zu ersehen, ob die Abweichungen zwischen Potenzen und Lösungsmittel ab der dritten Stelle nach dem Komma durch Apparatur und methodisches Vorgehen bedingt sind oder einen vorhandenen Unterschied belegen.

Von Jussal et al. (1982, s.a. King 1988) wurden mögliche spezifische Werte der Größen Kapazität, Widerstand und Dielektrische Dispersion bei 100 Hz, 1kHz und 10kHz in Abhängigkeit von der Potenz bis D30 bei Natrium muriaticum und Euphrasia untersucht. Auch hier fehlen die Probenzahlen und die Fehlerbalken ebenso wie die Evaluation der Methode. Die Periodizitäten der interpolierten Meßwerte sind aus den weiter oben genannten Gründen weder verwunderlich noch aussageträchtig.

5.2 Kristallisationsversuche

Unter der Bezeichnung *Kristallisation* werden im allgemeinen zwei zu unterscheidende Vorgänge subsummiert, die Keimbildung und das Kristallwachstum. Keimbildung ist im wesentlichen das Resultat einer Übersättigung der abzuscheidenden Substanz und hängt damit zusammen, daß das stationäre Gleichgewicht zwischen kleinen Aggregaten und ihrer molekularzerteilten Substanz mit steigender Übersättigung zu kleineren Partikeln verschoben wird. Aus energetischen Gründen ist dabei die Größe wachstumsfähiger Keime nach unten beschränkt, und die Schranke hängt vom Grad der Übersättigung ab. Die Wachstumsgeschwindigkeit hängt für den hier interessierenden Fall von der Diffusionsgeschwindigkeit ab (s.z.B. Stauff 1960).

Ostwald (1927) hatte behauptet, übersättigte Lösungen würden auskristalli-
sieren, wenn eine Potenz D9 hinzugefügt würde, eine Hypothese, die eindeutig
darauf abzielt, der Potenz eine nicht näher bekannte Aggregation zuzusprechen. In
methodisch sauber angelegten und durchgeführten Studien versuchten Stephenson
(1957) und Stephenson und Brucato (1960,s.a. King 1988), dieses Ergebnis zu
reproduzieren. Sie benutzten dabei Sodium Thiosulfat ($Na_2S_2O_3$) in Übersättigun-
gen 170:100 bis 220:100 und gaben lege artis hergestellte Potenzen derselben Substanz von D1 bis D32 zu. Eingedenk der Abhängigkeit evtl. zu beobachtender
Kristallisation von der Diffusionsgeschwindigkeit variierten sie die Temperatur im
realistischen Bereich 20^0 bis 25^0 C. Ebenso wurde bei mehreren Ansätzen das Lösungsmittel variiert (Aqua dem. und Aqua tridest.). Die Zugabe von unbehandel-
tem Wasser als Nullprobe zur übersättigten Lösung brachte zunächst in keinem der
zur Kontrolle bei jeder Versuchsreihe parallel durchgeführten Versuche eine Kristallisation. Bei Potenzen D1 - D10 waren, im Fall von Aqua dem. als Lösungsmittel, innerhalb einer halben Stunde latente, sich langsam bildende Kristalle zu
beobachten. Bei der Wiederholung konnte allerdings in 2 von 4 Fällen der gleiche
Effekt auch mit der Nullprobe beobachtet werden. Ebenso konnten beobachtete
Kristallisationen von Potenzen D23 - D28 nicht erneut reproduziert werden, auch
nicht bei einer Verlängerung der Beobachtungszeit auf 24 Stunden. Ehrlicherweise
wird von den Autoren festgehalten, daß während des gesamten Versuchspro-
gramms die geringste Kontamination mit Staub etc. schon zur Kristallisation führen konnte. Dies läßt den Schluß zu, daß es nur dann sinnvoll ist, die Versuche neu
aufzugreifen, wenn vom technischen Ablauf her die Ausschaltung von Fehler-
quellen, wie z.B. ungleichmäßige Fremdpartikelkontamination, gewährleistet werden kann.

Obwohl im Titel das Wort Kristallisationstechnik erscheint, berichten die Autoren Milner und Owen (1979, s.a. King 1988) eigentlich, wie sie selbst richtig-
stellen, eher über Untersuchungen zu *Steigbildern*. Ohne Angabe von Zahlen,
ohne Präsentation von Bildern behaupten sie, verifiziert zu haben, daß eine Mischung von Kupferchlorid und Pflanzenextrakt bzw. Lactose in einer speziellen
Weise auf Löschpapier aufgebracht, bestimmte Muster erzeugt. Aus Kupferchlorid
alleine, ohne Pflanzenextrakt würden diese Muster nicht entstehen, sie glichen
eher zufälligen Anordnungen. Für die Homöopathieproblematik relevant ist die
mitgeteilte Beobachtung, daß die nicht zufälligen Muster sich durch Hinzugabe einer D20 des entsprechenden Stoffes verändert haben sollen.

Ebenso unkritisch geht die Arbeit von Jussal (1978, s.a. King 1988) mit Ergebnissen um. Es wird davon berichtet, daß sich bei einem *Klumpen* Rohrzucker nach

dem Trocknen einiger aufgeträufelter Tropfen verschiedener Arzneimittel in Potenz D200 die zufällige Anordnung der Zuckermoleküle in charakteristischer Weise geändert habe. Dieses Ergebnis ist, zumindest in der dargestellten Form, weder verwunderlich noch ein Beweis für eine spezielle Struktur homöopathischer Potenzen.

5.3 Versuche zu dielektrischen Eigenschaften

Die zeitlich gesehen erste Untersuchung zu diesem Thema (Brucato u. Stephenson 1966, s.a. King 1988), über die berichtet werden soll, stammt aus dem Jahre 1966 (Frühere Ansätze stammen von Gay und Boiron (1953)). Die Autoren machen von der Tatsache Gebrauch, daß *reines Wasser* ein Nichtleiter ist. Sie bestimmten diejenige Spannung, bei der ein zwischen zwei Elektroden sich aufbauendes elektrisches Feld zusammenbricht, und ordnen dabei ihre Apparatur

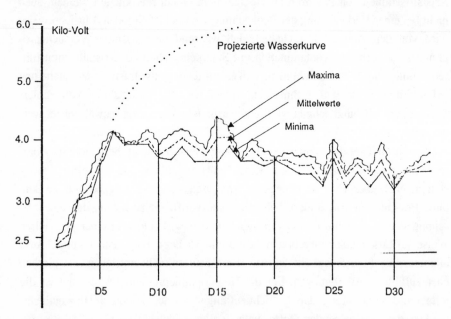

Abb.4. Spannung, bei der, in Abhängigkeit von der Potenz, das Feld zusammenbricht. (nach Brucato u. Stephenson 1966)

so an, daß nacheinander Potenzen D1 bis D33 von Quecksilberchlorid ($HgCl_2$) sich als Isolator zwischen den Elektroden befinden. Die Hypothese ist dann naturgemäß die, daß Potenzen oberhalb D23, würden sie außer dem Lösungsmittel nichts enthalten, sich auch wie Wasser verhalten müßten. Wie die Abbildung 4 zeigt, soll dem nicht so gewesen sein. Leider ist Wasser selbst nicht vermessen, sondern nur als idealisierte Kurve aufgetragen worden. Die Abbildung 4 zeigt Kurven von Maxima und Minima der *breakpoints* sowie von den daraus errechneten Erwartungswerten. Trotz des angegebenen Zahlenmaterials und der detaillierten Beschreibung experimenteller Methodik sowie der Angabe vieler anderer Details fällt es schwer, von dem gezogenen Schluß eines Unterschieds zwischen Potenz und Lösungsmittel überzeugt zu sein, da sich bekanntlich die Eigenschaft von Wasser als Nichtleiter bereits durch kleinste Verunreinigungen ins Gegenteil umkehrt. Gerade der Potenzierungsvorgang aber macht eine Fülle von Kontakten mit anderen Materialien notwendig.

Die Untersuchung von Ives (1980, s.a. King 1988) bezieht sich ebenfalls auf Ansätze von Gay und Boiron. Dort war behauptet worden, daß insbesondere die relative Dielektrizitätskonstante des Lösungsmittels durch die Potenzierung, wenn auch nur geringfügig, geändert wird. Die *relative Dielektrizitätskonstante* ist eine dimensionslose, stoffspezifische Größe (s.z.B. Gerthsen 1966). Sie ist eine Verhältniszahl und gibt an, um das Wievielfache sich die Kapazität (= Ladung pro Spannung) eines Kondensators erhöht, wenn als Isolator anstatt des Vakuums der zu charakterisierende Stoff gewählt wird. Wasser und in geringerem Maße auch Alkohol haben bei Normaldruck (760 Torr) und Zimmertemperatur (18^0 C) eine abnorm hohe relative Dielektrizität. In der Arbeit von Ives wurde festgestellt, daß, zumindest bei China D30, kein Unterschied zu verschütteltem Lösungsmittel nachzuvollziehen war. Das Ergebnis wurde bei Kontrolle aller möglichen Beeinflussungsparameter erzielt und machte auch Aussagen in einem 10 mal feineren Genauigkeitsbereich wie die Gay-Boiron-Versuche. Methodisch allerdings wurde versäumt, unverschütteltes Lösungsmittel zu vermessen, um so auszuschließen, daß der Verschüttelungsprozeß an sich die relative Dielektrizität verändert. Dies wäre, samt der vom Autor empfohlenen Wiederholung mit größeren Samplezahlen, nachzutragen.

Ebenfalls auf die Arbeit von Gay und Boiron bezieht sich die Arbeit von Hadley (1981, s.a. King 1988). Auch er konnte die potenzabhängige Verschiedenheit der relativen Dielektrizität nicht reproduzieren. Im Laufe der Validierungsanstrengungen fiel Hadley allerdings ein anderer Effekt auf. Bei der in der Abbildung 5 angegebenen Schaltung ergab sich immer wieder, daß im Bereich

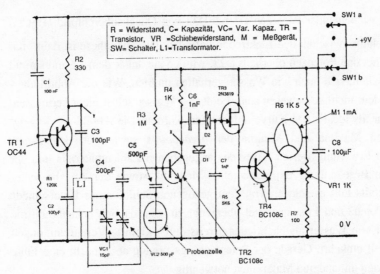

Abb. 5. Stromfluß-Diagramm der Anordnung von Hadley (nach Hadley 1981)

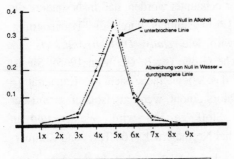

Nullverschiebung von Calciumchlorid (oberes Bild) und Sodiumchlorid (unteres Bild) in Wasser und Alkohol

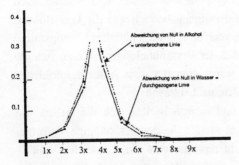

Abb. 6. Nullverschiebung (nach Hadley 1981).

der Potenz D7 als Probe die Kapazitätsbrücke keinen Nullpunkt hatte. Mit Hilfe eines Oszilloscops konnte dann nachvollzogen werden, daß der den Kondensator C5 und die Zelle durchfließende Wechselstrom eine *leichte Phasenverschiebung* hatte. Die Abbildung 6 zeigt am Beispiel von Calciumchlorid und Sodiumchlorid in jeweils Wasser und Alkohol dieses typische Verhalten. Der gleiche Effekt konnte bei verschiedenen anderen Lösungsmitteln nachvollzogen werden, schien aber am ausgeprägtesten in alkoholischer Lösung zu sein. Nicht beobachtet werden konnte er bei Nicht-Elektrolyten. Leider fehlt bei dieser an sich sehr sauber durchgeführten Arbeit das Zahlenmaterial über Probenmenge etc.. Die Vermutung, es handelte sich um einen Geräteartefakt, müßte ebenfalls ausgeschlossen werden.

Die Arbeit von Jussal et al. (1983, s.a. King 1988) versuchte, bei Arsenicum album und Euphrasia unterschiedliche Dielektrizitätskonstanten in Abhängigkeit von der Potenz mittels eines modernen Spektrometers zu identifizieren. Abgesehen davon, daß es den Autoren nicht gelungen ist auszudrücken, was gemacht wurde, zeigen die zugehörigen Grafiken nicht den erwarteten Unterschied.

5.4 Versuche zur Oberflächenspannung

Die Oberflächenspannung einer Flüssigkeit ist diejenige Kraft, die der Vergrößerung der Flüssigkeitsoberfläche entgegenwirkt. Sie kommt dadurch zustande, daß die Moleküle einer Flüssigkeit aufgrund der zwischenmelokularen Wechselwirkungen eine nach innen gerichtete Anziehungskraft erfahren (s.z.B. Barrow 1982). Anschaulich läßt sich die Oberflächenspannung auf folgende Weise definieren (s.Abb.7).

Um eine, zwischen einem Drahtbügel befindliche Flüssigkeitslamelle zu vergrößern, ist eine der doppelten Länge L des Drahtbügels proportionale Kraft notwendig. Der Proportionalitätsfaktor s in der Gleichung $F = 2 \cdot s \cdot L$ wird als Oberflächenspannung bezeichnet. Um den beweglichen Teil des Drahtbügels um eine Strecke dx zu verschieben, muß man die Arbeit $F \cdot dx = 2 \cdot s \cdot L \cdot dx$ aufwenden. Da $2 \cdot L \, dx$ die neu entstehende zusätzliche Oberfläche ist, gilt $s = (F \cdot dx)/(2 \cdot L \cdot dx)$, weswegen die Oberflächenspannung identisch ist mit der pro Oberflächeneinheit aufzuwendenen Arbeit, um diese Oberfläche herzustellen.

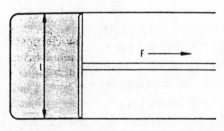

Abb. 7. Zur Definition der Oberflächenspannung (aus Weingärtner 1990, s.a. Barrow 1982)

Die Oberflächenspannung läßt sich u.a. (s.z.B. Stauff 1960, Barrow 1982) mit der Kapillarmethode bestimmen.

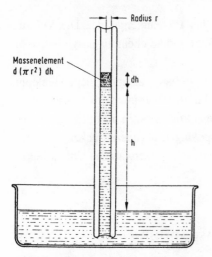

Abb. 8. Zur Messung der Oberflächenspannung mit der Kapillarmethode (aus Weingärtner 1990, s.a. Barrow 1982)

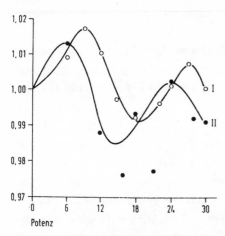

Abb. 9. Relative Oberflächenspannung von zwei Meßreihen von Natr. muriaticum-Potenzen (aus Weingärtner 1990, nach Kumar u. Jussal 1979)

Dabei ist zwischen glasbenetzenden und nicht glasbenetzenden Flüssigkeiten zu unterscheiden. Die Abbildung 8 zeigt einen Behälter mit glasbenetzender Flüssigkeit, in die eine Kapillare getaucht ist. Durch das Eintauchen der Kapillare vergrößert sich die Flüssigkeitsoberfläche. Die Flüssigkeit reagiert dadurch, daß sie entgegen der Gravitation in der Kapillare hochsteigt und im erreichten Gleichgewicht eine Säule mit konkaver oberer Deckfläche bildet. Die Oberflächenspannung $s(h,T)$ als Funktion der Steighöhe h und der in die Dichte einfließenden Temperatur berechnet sich dann nach der Formel $s(h,T) = 0.5 \cdot (r \cdot g \cdot d \cdot h)$, wobei r der lichte Radius der Kapillare, g die Erdbeschleunigung und d die Dichte der betreffenden Flüssigkeit ist. Bei nicht glasbenetzenden Flüssigkeiten, z.B. Quecksilber, tritt der gegenteilige Effekt auf, man hat eine konvexe obere Deckfläche.

Kumar und Jussal (1979) veröffentlichten eine Arbeit, in der an Hand von Messungen der Oberflächenspannung bei Natrium muriaticum Potenzen DX (X=6, 9, 12, 15, 16, 18, 21, 22, 24, 27, 28, 30) und bei dem zugehörigen Lösungsmittel Ethanol 91% versucht wird, die Wirkungsweise homöopathischer Potenzen mit einer Strukturierung des Lösungsmittels zu begründen. Aus einer der Hypothese von Barnard ähnlichen Überlegung leiteten sie ab, daß eine homöopathische Potenz eine spezifische Anordnung elektrisch dipolarer

Lösungsmittelmoleküle sein müsse und der Potenzierungsprozeß die Ursache für die Spezifität der Anordnung. Deswegen erwarteten die Autoren potenzspezifische Oberflächenspannungen. Zur Realisierung arbeiteten sie mit der Kapillarmethode. In der Abbildung 9 sind die Quotienten von Oberflächenspannungen der Potenzen und der des Lösungsmittels in Abhängigkeit von der Potenzstufe aus der Arbeit von Kumar und Jussal für zwei Meßreihen aufgetragen. Man erkennt eine Periodizität in den interpolierten Kurven (nicht in den Meßdaten).

Zur Reproduktion der Ergebnisse dieser Arbeit wurde (s.Weingärtner 1989, 1990) zunächst eine definierte Apparatur angefertigt, die insbesondere gewährleistete, daß die Kapillaren immer exakt die gleiche Eintauchtiefe hatten und immer absolut senkrecht eingetaucht werden konnten. Gefordert war die blinde Durchführung von so vielen Meßreihen, daß mit statistischen Methoden überprüft werden kann, ob ein Unterschied zwischen a) den Potenzen, b) den Potenzen und dem Lösungsmittel und c) Potenzen mit verschiedenen Lösungsmitteln bezüglich der Steighöhe nachzuvollziehen ist. Die Verteilung der Steighöhen sollte ebenfalls probenweise daraufhin untersucht werden, ob sie gleich ist, Letzteres im Hinblick auf die Anwendung eines Signifikanztests für eine statistisch belegbare Unterscheidung. Für die Steighöhe war eine Meßgenauigkeit von 0.02 mm realisierbar. Die Probentemperatur war auf $\pm 0.2^0$ C bestimmbar.

Hergestellt und aufbewahrt wurden alle Proben generell in keimarmen 50 ml Flaschen pharmazeutischer Qualität. Der zur Herstellung der Proben verwendete 91%-ige Alkohol wurde gemischt aus Lösungsmittel und pharmazeutischem Ethanol (96.5 - 96.7 Vol.-%). Als Verdünnungs- bzw. Lösungsmittel wurde aus Standardisierungsgründen steriles pyrogenfreies Wasser benutzt. In einer ersten Reihe von Vorversuchen war zu untersuchen, ob Ethanol 91% bei Raumtemperatur während der notwendigen Meßdauer für das Hochsteigen der Flüssigkeit in der Kapillare (ca. 10 Min.) bis zum vorläufigen Stillstand seine Dichte so stark verändert, daß von vornherein eine Meßverfälschung vorhanden ist. Als Ergebnis wurde bei den zur Temperaturadaption neben die Apparatur gestellten Proben eine starke Abhängigkeit der Steighöhe von kleinsten Schwankungen der Umgebungstemperatur, z. B. verursacht durch die Gegenwart des Experimentators, festgestellt. Auf solche Weise erzielte affirmative Ergebnisse würden keine oder nur eine sehr unglaubwürdige Aussage zulassen. Bei Kumar und Jussal finden sich keine Hinweise darauf, wie man diesem Phänomen begegnet war.

In einer weiteren Reihe von Vorversuchen wurde der Frage nachgegangen, wie lange man denn nun eigentlich bei einer Kapillare warten muß, bis sich das der entsprechenden Flüssigkeit zuordenbare Gleichgewicht eingestellt hat. Da die

Steighöhe s(h,T) unter anderem auch von der Dichte der Flüssigkeit und damit von der Temperatur abhängig ist, wird klar, warum bei Ethanol 91% als Lösungsmittel Gleichgewicht für eine größere Anzahl von Proben nicht stabil eingestellt werden konnte. Mit wesentlich geringeren Schwankungen, aber ebenso unverwertbaren Ergebnissen ergab sich das Gleiche für das Lösungmittel. Auffallend war hierbei allerdings, daß, wenn die Flüssigkeit nicht mehr stark beschleunigt stieg, die Durchgangszeit durch ein bestimmtes, immer gleiches, Intervall nicht bei allen Proben gleich war. Die ursprüngliche Fragestellung wurde deshalb auf die Untersuchung dieses Effekts reduziert.

Dazu wurden insgesamt 20 vollständige Versuchsreihen mit je 12 Proben von zwei verschiedenen Personen durchgeführt. Die Experimentatoren wußten nicht, wovon sie die Steiggeschwindigkeit bestimmten. Die zu einer Reihe gehörenden Proben wurden vom Versuchsleiter jeweils unmittelbar vor Beginn der Messungen lege artis hergestellt und es war stets: Lösungsmittel in den Proben 1,4,7 und 12, Natr. mur. D30 in den Proben 2, 10 und 11, Natr. mur. D24 in der Probe 3, Natr. mur. D21 in der Probe 5, Natr. mur. D18 in der Probe 6, Natr. mur. D12 in der Probe 8 und Natr. mur. D6 in der Probe 9. Gemessen wurde die Zeit, die die Proben brauchten, um nach 5,5 cm noch weitere 1,5 mm zu steigen. Diese Strecke entsprach 30 Teilstrichen des Okulars im Mikroskop. Ein Teilstrich wurde dann als erreicht definiert, wenn er die waagerechte Tangente am Tiefpunkt der konvexen Oberfläche bildete.

Da die Durchführung des gesamten Meßprogramms sich über insgesamt 6 Wochen erstreckte, war für die Ergebnisauswertung zunächst die Homogenität der Einzelresultate über den gesamten Zeitraum bei fester Probenart zu untersuchen. Es ergaben sich bei fester Probenart keine Inhomogenitäten bzgl. der Zeit, die die jeweilige Flüssigkeit benötigte, das angegebene Kapillarenstück zu überstreichen. Homogenitätskriterium war die Normalverteilung um das arithmetische Mittel, überprüft mit dem Wilk-Test (Shapiro u. Wilk 1965, 1968, s.a. Sachs 1982).

Als nächstes wurde die bereits bei den Vorversuchen erkannte starke Abhängigkeit der Ergebnisse von Temperaturschwankungen untersucht. Vergleiche der Einzelergebnisse ergaben keine unterschiedliche Temperaturabhängigkeit von Lösungsmittel und Potenzen.

Schließlich wurde noch versucht, die Periodizität der Abbildung 9 analog nachzuvollziehen. Dazu wurden gebildet:

a) pro Meßreihe der Mittelwert (MAMP)
der Steigzeiten der 4 Lösungsmittelproben;

b) pro Meßreihe der Mittelwert (MD30)
der Steigzeiten der 3 D30-Proben;

c) pro Meßreihe die Quotienten:
MD30/MAMP und MDX/MAMP für
X=24, 21, 18, 12, 6.

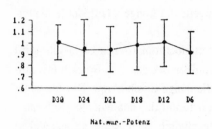

Abb. 10. Mittelwerte und Standardabweichung der relativen Steigzeiten von
Natr. mur.- Potenzen.

Die Abbildung 10 zeigt, daß zwar auch
bei den Quotienten der Steigzeiten im
Mittel Schwankungen vorhanden sind,
diese aber innerhalb der Variationsbreite
der insgesamt durchgeführten Messungen
lagen.

5.5 Versuche mit Absorptionsspektren

Eine Substanz erscheint uns dann gefärbt, wenn sie einen bestimmten Wellenlängenbereich des weißen
Lichts schluckt (absor-
biert), den Rest,   den
Komplementäranteil, aber
durchläßt. Grund für die
Absorption ist die Anre-
gung höherer Elektronen-
zustände (s.z.B. Barrow
1982). Absorptionen wer-
den mit Spektralphotome-
tern gemessen. Grundlage
für die Aussage einer
Messung ist das Lambert-
Beersche Gesetz. Es be-

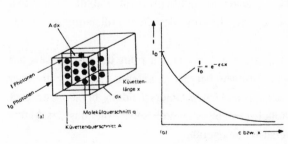

Abb. 11. Zur Herleitung des Lambert-Beerschen Gesetzes
(aus Barrow 1982).

sagt, daß die Intensität I des von einer Substanz absorbierten Photonenstrahls sich zur Intensität I_0 des auf die Substanz einfallenden Photonenstrahls wie e^{-cax} verhält, wobei c die Dichte und a der Absorptionskoeffizient der zu untersuchenden Substanz ist, die sich zur Messung in einer Küvette der Länge x befindet (s. Abbildung 11).

Da das Lambert-Beerschen Gesetz nur für monochromatisches Licht gilt, wird in der Praxis bei einer Probe mittels Filtertechniken der gesamte Bereich mit monochromatischem Licht Wellenlänge für Wellenlänge durchfahren. Die Intensität der Absorptionsbanden ist dann ein Charakteristikum der untersuchten Substanz. Absorption kann grundsätzlich nur sinnvoll bezüglich einer Referenz angegeben werden.

Da unser Auge kein guter Detektor für den UV-Bereich ist, erscheinen uns dort absorbierende Substanzen farblos. Zumindest überprüft werden sollte deshalb die Möglichkeit, daß die hypothetisierte und mit bloßem Auge nicht sichtbare besondere Struktur homöopathischer Potenzen gegenüber dem Lösungsmittel in Absorptionen des UV-Bereichs ihren Ausdruck findet. Die Breiten eventuell vorhandener Absorptionslinien wären dann das Spiegelbild der molekularen Umgebung der absorbierenden Spezies und ein Maß für die Lebensdauer des angeregten Elektronenzustandes. Zusätzlich ist durch die Möglichkeit der Vorgabe des Lösungsmittels als Referenzsubstanz eine ideale experimentelle Umgebung vorhanden.

Vor diesem Hintergrund sind die Arbeiten von Khan und Saify (1973, 1975a, 1975b, s.a. King 1988) und die darin zitierte Literatur zu sehen, deren Ergebnisse jedoch nicht referiert werden sollen. Es wurde nämlich bald klar, daß vermeintlich feststellbare, zum Lösungsmittel unterschiedliche Absorptionen, z.B. für Aconitum Potenzen D1 - D12, D30, D200, von sehr vielen Parametern (z.B. Art der Herstellung, Charge, etc.) abhängig sind und damit aufzeigen, daß die Sensibilität der Meßmethode in erster Linie die Lösung des Standardisierungsproblems verlangt.

Um aber ganz sicher zu gehen, daß mit dieser Umlagerung der Problematik auf pharmazeutische Standardisierungsfragen bei der Herstellung homöopathischer Potenzen kein möglicher Zugang zur meßbaren Unterscheidung homöopathischer Potenzen von ihrem Lösungsmittel versäumt ist, wurde unter Anleitung des Autors folgende Meßreihe als Blindversuch durchgeführt.

Von je einer organischen (Crataegus) und einer anorganischen (Kalium bichromicum) in der Homöopathie verwendeten Substanz mit nicht farbloser Urtinktur wurden Potenzen C2 - C12 lege artis in Ethanol 43% hergestellt. Ebenso wurde

Ethanol 43% 12 mal in Centesimalstufen als Kontrolle potenziert. Gemessen wurde gegen Ethanol 43% aus der gleichen Charge wie das zum Potenzieren verwendete Ethanol als Referenz.

Mit einem Zweistrahlphotometer Hitachi 150-20 war der Wellenlängenbereich 200 - 700 nm kontrollierbar. In der Reihenfolge C2 - C12 wurden die Potenzen und pro Potenz Kalium bichromicum, Crataegus und Ethanol zweimal hintereinander vermessen. Als Ergebnis waren ganz klar im Bereich C2 - C3 die charakteristischen Spektren der vermessenen Substanzen reproduzierbar zu sehen, inklusive des Nullspektrums Ethanol gegen Ethanol. Im Bereich C4 bis C12 ergaben sich mehrmals vom Ethanol-Spektrum verschiedene Kurven, die jedoch **in allen Fällen** auf Störeinflüsse (z.B. Fingerabdrücke auf der Küvette, falsche Baseline-Einstellung etc.) reproduzierbar zurückzuführen waren.

Dieses Ergebnis deckt sich damit, daß schon in den vierziger Jahren Ultrarotabsorptionsspektren homöopathischer Potenzen untersucht wurden und ein bereits publiziertes positives Ergebnis aufgrund reproduzierbarer Erkenntnisse über Meßungenauigkeiten widerrufen wurde (Heintz 1941, 1942).

Hingegen wird von Ludwig (1991) berichtet, daß sich im Bereich von 190 bis 220 nm Spektren von 1:355 verdünntem Belladonna D30 und D200 von ebenso verdünntem 43%-igem Alkohol charakteristisch unterscheiden. Als Referenz wurde beide Male der verdünnte Alkohol 43% genommen. Die Messungen wurden mehrmals wiederholt.

5.6 Versuche mit Raman-Laser-Spektren

Raman-Spektren werden zur Analyse von Molekülstrukturen verwendet. Sie beruhen (s.z.B. Barrow 1982, Brunner u. Dransfeld 1982) auf einem Streueffekt und sind das wichtigste Beispiel einer Streumethode mit Frequenzänderung. Zur Erstellung eines Raman-Spektrums wird (s. Abb. 12) monochromatisches Licht auf ein Probenrohr eingestrahlt. Senkrecht zur Einfallsrichtung wird die spektrale Zerlegung beobachtet. Im Spektrum treten, neben den Linien der Erregerstrahlung, Linien auf, die um fest vorhersagbare Frequenzbeträge gegen die Linien der Erregerstrahlung verschoben sind.

Eine befriedigende Beschreibung der Entstehung von Raman-Linien ist nur quantenmechanisch möglich. Die für den vorliegenden Fall notwendige anschauliche Information über das Phänomen erhält man jedoch gut durch eine klassische Betrachtung. Dabei wird der vorliegende inelastische Streuprozeß durch die Annahme beschrieben, daß die Polarisierbarkeit **p** des Moleküls durch die Molekülschwingung der Frequenz v_M moduliert wird. Die Zeitabhängigkeit des induzierten Dipols wird dann durch die Gleichung

$$\mathbf{p} = \alpha_0\, \mathbf{E}_0 \cos(2\pi v_0 t) + 1/2\, \alpha_M\, \mathbf{E}_0\, \{\cos 2\pi(v_0 + v_M)t + \cos 2\pi(v_0 - v_M)t\}$$

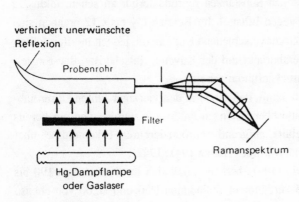

verhindert unerwünschte
Reflexion

Probenrohr

Filter

Ramanspektrum

Hg-Dampflampe
oder Gaslaser

ausgedrückt, wobei der zweite Summand die um die Frequenzen $\pm\ v_M$ verschobene Streustrahlung beschreibt. Linien mit Frequenzverschiebung in Richtung der positiven Achse heißen Antistokes-Linien, Linien mit Frequenzverschiebung in Richtung der negativen Achse heißen Stokes-Linien.

Abb. 12. Prinzip eines Ramanspektrographen (entnommen aus Barrow 1982)

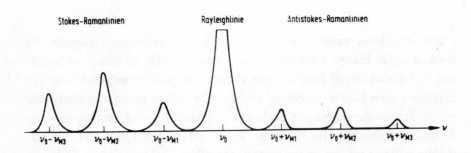

Stokes-Ramanlinien   Rayleighlinie   Antistokes-Ramanlinien

$v_0 - v_{M3}$ $v_0 - v_{M2}$ $v_0 - v_{M1}$ v_0 $v_0 + v_{M1}$ $v_0 + v_{M2}$ $v_0 + v_{M3}$

Abb.13. Idealisiertes Raman-Spektrum (aus Weingärtner 1990, s.a. Brunner u. Dransfeld 1982)

Wegen ihrer größeren Intensität haben meist nur die Stokes-Linien eine praktische Bedeutung. Abbildung 13 zeigt zur Verdeutlichung ein idalisiertes Spektrum.

Die einzelnen Raman-Linien eines Moleküls bilden dessen charakteristisches Spektrum. Da die Verschiebungsfrequenz v_M neben der Masse der beteiligten Atome auch noch von deren gegenseitiger Anordnung abhängt, ist das Raman-Spektrum ein Abbild der Geometrie des Molekülsystems.

In ihrer Dissertation führte die Pharmakologin C. Luu (1976) Experimente zu Raman-Spektren homöpathischer Potenzen durch. Nach ausführlichen Vorversuchen mit dem Lösungsmittel Ethanol 70% sowie mit Bryonia-Potenzen C1 bis C7 wurde der Bereich des Spektrums, der die Frequenzen der C-C-Bindungen des Ethanolmoleküls repräsentiert, als maßgebend für die Unterscheidbarkeit der Potenzen vermutet. Implizit wurde damit die Behauptung aufgestellt, daß sich durch das Potenzieren die räumliche Anordnung der Moleküle definiert verändert und nach dem Potenzierungsvorgang nicht wieder in den alten Zustand zurückfällt. Nicht die Anfertigung von Raman-Spektren bei Bryonia C1 - C7, sondern der Versuch der Extrapolation auf Potenzen bis zur C30 war Gegenstand der Kritik an dieser Arbeit.

Ihr methodisches Vorgehen beschreibt Mme. Luu folgendermaßen:

a) Durchgängiges Arbeiten mit Ethanol 70%.

b) Herstellung der Proben nach der Mehrglasmethode. Pro Potenzschritt 100 Schüttelschläge. Verwendung von Behältern gleicher Form und gleicher Beschaffenheit.

c) Vergleiche stets nur mit Proben aus ein und derselben Herstellungscharge.

d) Verwendung eines Spektrometers mit einem Helium-Neon-Laser derWellenlänge 6328 Å als Lichtquelle.

Geräteparameter: Auflösung $2 cm^{-1}$,Abfahrgeschwindigkeit 60 cm^{-1}/Min., Multiplierspannung 1450 V. Ständige Kontrolle dieser Parameter.

e) Benutzung immer der gleichen 0.3 ml Probenzelle.

f) Vermessung der Proben in der Reihenfolge: Ethanol, C30,...,C1.

g) Bestimmung der Probentemperatur vor und nach jeder Messung.

h) Zehnminütige Adaptionszeit jeder Probe in der Meßzelle vor jeder Messung.

i) Vermessener Spektralbereich: 800 - 1500 Wellenzüge pro cm.

Die im vermessenen Spektralbereich enthaltenen Peaks bei den Wellenzahlen 881, 1050, 1092, 1273, 1453 wurden als Charakteristika für die Geometrie des Ethanolmoleküls genommen, und die Intensitäten an diesen Stellen wurden kumuliert (s.Abb.14). In einer Grafik wurden die kumulierten Werte für die Potenzen

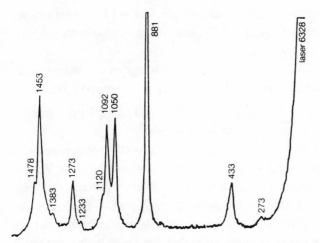

Abb. 14. Raman-Spektrum eines Ethanol-Wasser-Gemischs zwischen den Wellenzahlen 800 und 1500 (nach Luu 1976, entnommen aus Weingärtner 1988).

C1,C3, C5, C7, C9, C10, C12, C14, C16, C18, C20, C22, C24, C26, C28,C30 in Abhängigkeit von der Potenzstufe aufgetragen und (per Hand ?) stückweise miteinander verbunden (s.Abb.15). Daraus wurde dann die Aussage abgeleitet, daß, wäre ab C12 nur noch Lösungsmittel vermessen worden, die Kurve eine Konstante mit Anstieg bis maximal zur C12 ergeben müsse. Da dies in der Abbildung offensichtlich nicht der Fall war, wurde den Potenzen oberhalb der C12 eine Struktur innerhalb der für den Wellenzahlbereich 800 bis 1500 zuständigen Bindungen zugeschrieben.

Wenn die Ergebnisse von Luu als Beweis für die Unterschiedlichkeit von Potenzen mit einem Verdünnungsgrad von mehr als 10^{-23} und dem Lösungsmittel ernst genommen werden sollen, so - wurde bei der Vorberei-

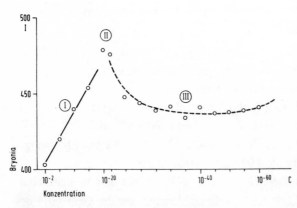

Abb. 15. Kumulierte Intensitäten von Raman-Spektren von Bryonia C-Potenzen in Abhängigkeit von der Konzentration (nach Luu 1976, entnommen aus Weingärtner 1990).

tung einer Pilotstudie (Weingärtner1988,1990) zur Reproduktion der Ergebnisse argumentiert - müssen zunächst folgende Unklarheiten ausgeräumt werden:

a) Läßt sich das Ergebnis als Mittelwert aus mehreren Meßreihen gewinnen?

b) Auf welchen Wert wurden die miteinander verglichenen Intensitäten der Abbildung 15 skaliert? Wurde eine Absolutskala ad hoc angenommen?

c) Ergibt sich aus der als Handzeichnung angenommenen Abbildung 15 eine andere Aussage, wenn man die Datenpunkte mit mathematisch definierten Methoden behandelt, und woher weiß man, daß die Datenpunkte für die fehlenden Potenzen sich so wie gezeichnet in die interpolierte Kurve einfügen?

Die Beseitigung der Unklarheit a) war der Forschungsgegenstand der Pilotstudie selbst (s.u.). Zur Beantwortung der Unklarheit b) läßt sich sagen, daß eine Probe u.a. charakterisiert werden kann durch die Lage der 5 Maxima, durch die Fläche unter ihnen und durch ihre Intensität. Höhen der Maxima und Flächen unter den Maxima können aber solange nicht als Absolutwerte miteinander verglichen werden, wie ein Skalierungsstandard fehlt.

Zur Beantwortung der Unklarheit c) wurden versuchsweise aus den gleichen Daten mit mathematisch definierten Verfahren die in der Abbildung 16 gezeigte Kurve hergestellt. Aus der Abbildung ersieht man, daß unter einer Glättung, die ja nichts anderes bewirken soll, als versuchsbedingte Variabilitäten auszugleichen, die Tendenz zur Ausbildung einer Geraden oberhalb der C12 sehr stark ist. Was mit den beiden Extremwerten in Abbildung 15 im Bereich um C10 anzufangen ist, ist nach wie vor unklar. Sie verbiegen in Abbildung 16 mit Sicherheit aber die zur Interpolation angelegte Kurve rechts von der C12 zuungunsten einer Geraden. Fehlende Daten von nicht vermessenen Potenzen können nicht einfach linear interpoliert werden. Sie könnten, so real vorhanden, die gesamte Morphologie der Kurve verändern.

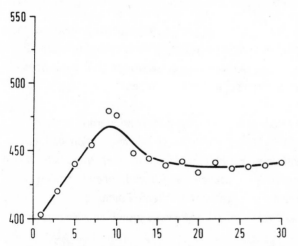

Abb. 16. Datenpunkte aus Abb. 15 in gleicher Skala aufgetragen, mit kubischem Spline verbunden und zweimal mit Dreiecksfenster (0.25,0.5,0.25) geglättet. Separate Randbehandlung (aus Weingärtner 1990).

Bei der Vorbereitung und Durchführung der Pilot-

studie wurde dann in starker Anlehnung an die Luu'sche Methodik wie folgt
verfahren (s.a. Weingärtner1988,1990):

a) Alle zur Herstellung der Proben benutzten Glasgefäße wurden in einem
gemeinsamen Reinigungsbad gewaschen, dann gespült und 2 Stunden in
Ethanol 70% gelegt. Nach dem Trocknen bei 1500^0 C wurden die Gefäße mit
Glasstopfen verschlossen.

b) Ethanol 70% wurde aus Ethanol (96.5 - 96.7 Vol.-%) und sterilem pyrogen
freiem Wasser hergestellt und in ausreichender Menge bereitgehalten.

c) 0.2 ml Bryonia Urtinktur (Arzneigehalt 1/2) wurde für die C1 mit 9.8 ml
Ethanol 70% auf 10 ml ergänzt. Für alle weiteren Potenzen war das Mi-
schungsverhältnis 0.1ml auf 9.9 ml. Pro Potenzschritt wurden die Gefäße 100
mal geschüttelt. Sie waren dabei zu etwa 2/3 gefüllt.

d) Nach Herstellung der Bryonia-Potenzen C1 - C30 wurde aus den jeweils
um eine Stufe niedrigeren Potenzen in einem separaten Arbeitsschritt nach
der oben beschriebenen Methode je 3 Proben der Bryonia-Potenzen CX mit
X=3, 5, 7, 9, 10, 12, 14, 16, 18, 20, 22, 24, 26, 28, 30 hergestellt. Die Beschrif-
tung der Proben bestand lediglich aus einer Probennummer, die vorher durch
folgenden Schlüssel festgelegt worden war: Ethanol 70 % = Proben 1, 5, 9,
Bryonia C30 = Proben 2, 3, 4, Bryonia C28 = Proben 6, 7, 8, Bryonia C26 =
Proben 10, 11, 12, Bryonia C24 = Proben 13, 14, 15,... Bryonia C10 =
Proben 34, 35, 36, Bryonia C9 = Proben 37, 38,39,... Bryonia C1 = Proben
49, 50, 51.

Die Proben wurden dann als Blindproben an zwei aufeinanderfolgenden Tagen
im Versuchslabor des Geräteherstellers der von Luu verwendeten Apparatur (Es
stand dabei eine Weiterentwicklung des von Luu verwendeten CODERG-Spek-
trometertyps zur Verfügung) vermessen, wobei folgende Meßmodalitäten
vorgegeben waren:

a) Die Proben sollten in der Reihenfolge aufsteigender Numerierung vermessen werden. Durch die Schlüsselzuweisung sollte vermieden werden, daß materielle Verunreinigungen niederer Verdünnungsstufen in einer Probe höhere
Verdünnungsstufen Schmutzeffekte erzeugen. Die Ethanolproben befanden
sich deshalb verstreut (s.o.)unter den Proben mit höheren Potenzen.

b) Vor dem Einbringen jeder Probe sollte die Meßzelle gründlich gereinigt
werden.

c) Pro Probe sollte die Temperatur des Meßraums bestimmt und eine Adaptionszeit von 10 Min. eingehalten werden.

Bei einer ersten Durchsicht der Spektren fiel auf, daß in keinem Fall die

Wellenzahlen 881, 1050, 1092, 1273 und 1453 der Luu'schen Arbeit zutreffend waren. Zudem waren die gefundenen Peakorte, über alle Messungen gesehen, nicht einheitlich kleiner oder größer als die Vorgabe. Zur Untersuchung einer eventuell dahinterstehenden Systematik wurden pro Probeninhalt (also bei jeweils 3 Spektren) und pro Peakort die Mittelwerte und Standardabweichungen der Differenzen zwischen vorgegebenem Wert und tatsächlich gemessenem Wert errechnet. Die Abbildung 17 zeigt als Beispiel die grafische Darstellung des Ergebnisse für den Peak bei der Wellenzahl 881. Ein Zusammenhang mit Temperaturschwankungen konnte aufgrund der kleinen Samplezahlen rechnerisch nicht hergestellt werden, ist aber dem Kurvenverlauf nach zu vermuten.

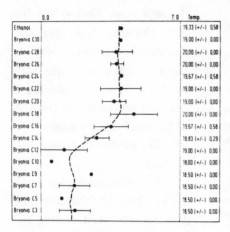

Abb. 17. Schwankungen der Peakorte um 881 /cm; Mittelwerte auf das Minimum 0.0 transformiert. Polygonzug durch die Mittelwerte geglättet (entnommen aus Weingärtner 1990).

Zur Bestimmung der Flächen unter den Peaks wurde nach der Standardmethode verfahren. Für festgelegte und bei allen Messungen einheitliche Intervalle wird dazu die Gesamtfläche unter der Kurve bestimmt. Danach werden die Beiträge des Hintergrunds von der Gesamtfläche abgezogen, was dann einen in erster Näherung vom Hintergrundsrauschen bereinigten Nettowert ergibt. Diese Nettowerte liegen allen weiteren Erörterungen zugrunde. Da keinerlei Eichsubstanz vermessen wurde, ist es ohne Aussage, wenn man die Flächen verschiedener Messungen miteinander vergleicht. Die globale Skala fehlt. Durch Bildung der Größenverhältnisse innerhalb jeder Messung wird jedoch eine solche Skala definiert. Errechnet man z.B. bei einer Probe xyz, daß die Fläche unter Peak A xxx.xxx mal größer ist als die Fläche unter Peak B, dann kann man dieses Größenverhältnis auch bei jeder anderen Probe bilden, und der Vergleich von mehreren Proben hat einen Sinn, obwohl die Flächen unter den Peaks A und B bei verschiedenen Messungen nicht miteinander verglichen werden können. Bei fünf Peaks (s. Abb. 14) ergibt das 10 mögliche Quotientenkombinationen. Für jede von ihnen wurde die Statistik in einer Grafik aufgetragen. Abbildung 18 zeigt ein Beispiel. Eine zusätzlich eingetragene errechnete Tendenzkurve (die geglättete Version des durch die Mittelwerte gelegten Polygonzugs) ist, wie schon bei Abbildung 17, eine Sehhilfe, die deutlich machen soll, daß durchaus eine potenzspezifi-

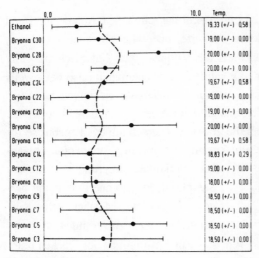

Abb. 18. Quotient aus (Nettofläche bei Peak um 881 /cm) und (Nettofläche bei Peak um 1273 /cm). Mittelwerte auf Minimum 0.0 transformiert. Polygonzug durch die Mittelwerte geglättet (aus Weingärtner 1990)

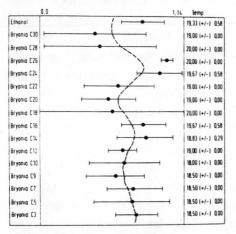

Abb. 19. Quotient aus (Peakhöhe um 881 /cm) und (Peakhöhe um 1092 /cm). Mittelwerte auf Minimum 0.0 transformiert. Polygonzug durch die Mittelwerte geglättet (aus Weingärtner 1990).

sche Periodizität in den Werten liegt, die nicht mit den Temperaturschwankungen korreliert. Vor allem ist aber bemerkenswert, daß sich bei einigen höheren Potenzen eine geringe bis gar keine Überschneidung der Abweichungsintervalle mit dem Abweichungsintervall von Ethanol zeigt. Ebenso wie bei den Flächen wurde bei den Peakhöhen verfahren, und es ergab sich ein qualitativ analoges Ergebnis. Abbildung 19 zeigt wiederum ein Beispiel (Man beachte die unterschiedliche Skalierung der beiden Abbildungen.).

Zusammenfassend war dann als Ergebnis der Pilotstudie eine Unterschiedlichkeit einiger höherer Potenzen zum Lösungsmittel festzustellen, die natürlich, der geringen Probenzahl wegen, nicht als Beweis gewertet werden kann, sondern zur Hypothesenbildung für eine Hauptstudie herangezogen werden muß (s.a. 5.7 Versuche mit Kernresonanzspektren).

5.7 Versuche mit Kernresonanzspektren

Mit die ersten Konkretisierungsversuche zur Hypothese von Barnard waren die Arbeiten von Smith (1970) und Smith und Boericke (1966, 1968). Diese Autoren führten Messungen von Kernresonanzspektren (engl. Nuclear Magnetic Resonance Spectra = NMR-Spektren) bei Sulfurpotenzen durch und kamen zu dem Schluß, daß eine Veränderung der Lösungsmittelstruktur durch das Potenzieren unmittelbar im NMR-Spektrum nachzuweisen und sichtbar sei. Die späteren Arbeiten von Young (1975) und Sacks (1983) zum gleichen Phänomen scheinen das zu bestätigen.

In der Abbildung 20 ist der prinzipielle Aufbau eines Kerninduktionsspektrometers für Messungen nach der Methode von Bloch dargestellt (s.a.Paul et al. 1982).

Die Probe befindet sich dabei in einem homogenen Magnetfeld mit einer Feldstärke von der Größenordnung 10^4-10^5 Gauß und kann innerhalb des Magnetfeldes mit elektromagnetischer Strahlung eines Hochfrequenzfeldes beschickt werden. Zum Aufzeichnen eines Spektrums gibt es prinzipiell zwei Möglichkeiten. Entweder man verändert das Magnetfeld kontinuierlich bei fester Hochfrequenz, oder man hält das Magnetfeld konstant und variiert die Frequenz des HF-Feldes. In einem Puls-Fourier Transform-

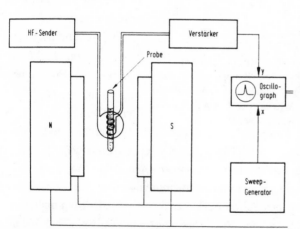

Abb. 20. Prinzip eines NMR-Spektrometers für Messungen nach der Methode von Bloch (entnommen aus Weingärtner 1990, s.a. Paul et al. 1982).

Spektrometer, wie es heute meistens verwendet wird, erfolgt die Probenanregung durch einen Hochfrequenzpuls, in dem alle Frequenzen des Bereichs möglicher chemischer Verschiebungen enthalten sind. Die Magnetisierung der Probe in Richtung des Magnetfeldes wird durch den Puls reduziert, und eine Quermagnetisierung baut sich auf. In der Empfängerspule wird durch die Quermagnetisierung eine Spannung induziert, die nach dem Abschalten des HF-Senders entsprechend der Relaxationszeit der vorhandenen Kerne abklingt. Die registrierten Spannungen werden verstärkt, digitalisiert, Fourier-transformiert und dann auf Papier ausgegeben. Abbildung 21 zeigt als Beispiel ein Ethanol 87%-Spektrum mit den Anteilen CH_3, CH_2, H_2O und OH.

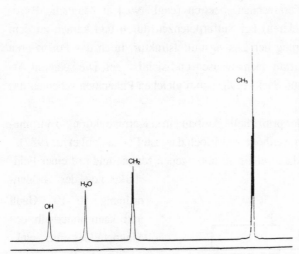

Abb. 21. NMR-Spektrum mit typischem (erwartetem) Aussehen. Von rechts nach links: Methylgruppe mit genau 3 Peaks, Methylengruppe mit genau 4 Peaks, von denen die beiden mittleren dominieren, Wasser- und OH-Anteil mit je einem Peak (entnommen aus Weingärtner 1988).

Um die Aussage eines NMR-Spektrums zu verstehen, sind einige Hintergrundinformationen notwendig. Sie sollen hier kurz zusammengefaßt werden (s.z.B. Barrow 1982, Carrington u.McLachlan 1967,Mann u. Vickers 1974, Moore u. Hummel 1972, Paul et al. 1982 für eine ausführliche Information).

Der Drehimpuls (oder Spin) **J** von Elektron, Neutron und Proton beträgt immer genau $h/4\pi$. Der Gesamtspin von Atomkernen und Atomen setzt sich aus zwei Komponenten zusammen. Die erste Komponente sind die Eigendrehimpulse der Teilchen, resultierend aus der Drehung um ihren eigenen Schwerpunkt. Die zweite Komponente sind die Bahndrehimpulse, resultierend aus der Rotation der Teilchen um den Schwerpunkt des Systems. Jeder Spin und jeder Bahndrehimpuls ist ein ganzzahliges Vielfaches von $h/4\pi$. Da Spin und Bahndrehimpuls Vektoren sind, addieren sie sich nicht einfach wie Zahlen. Elektron, Neutron und Proton besitzen außerdem magnetische Dipolmomente. Drehimpulsvektor **J** und Dipolmomentvektor μ stehen für jede Teilchenart in einem starren Verhältnis zueinander, $\mu = \gamma \cdot \mathbf{J}$. Dabei heißt γ das *gyromagnetische Verhältnis*. Nach den Gesetzen der Quantenmechanik können Drehimpulse von Atomen und Atomkernen nur diskrete Werte einnehmen. Befindet sich ein Kern mit magnetischem Moment im Magnetfeld **H** = (0,0,H), dann wird die Spinentartung der Grundniveaus aufgehoben.

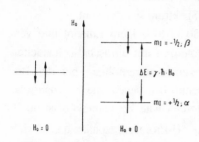

Abb. 22. Energieniveauschema eines Kerns mit Kernspinquantenzahl I = 1/2 im äußeren Magnetfeld (entnommen aus Paul et al. 1982).

Der Kern hat im Feld die Energie E = -μ · **H**. Da k = 2 |**J** |+ 1 Spineinstellungen möglich sind und für Wasserstoff |**J** |= 1/2 ist, erhält man k = 2. Die Energiedifferenz zwischen zwei Niveaus berechnet sich dann zu $\Delta E = h/2\pi \cdot H$. Wird vom Hochfrequenzfeld ein Quant mit der Energie $E = h \cdot \nu_0$ eingestrahlt, so kann es für $2\pi\nu_0 = \gamma \cdot H$ von einem Energieniveau absorbiert werden.

Da in der Praxis aber auch die in der Umgebung des Kerns befindlichen Elektronen der Atome und Moleküle mit dem Magnetfeld **H** wechselwirken, wird am Ort des Kerns ein Zusatzfeld induziert, das sich dem äußeren Magnetfeld überlagert und zu einer diamagnetischen Abschirmung führt. Effektiv wirkt also am Kernort ein Magnetfeld $H_{eff} = H - H_{ind} = H(1 - \sigma)$ ein, und die *Resonanzbedingung* verändert sich zu $2\pi\nu_0 = (1 - \sigma) H$. Die Größe σ heißt *chemische Verschiebung*. Sie ist für die unterschiedlichen Gruppen eines Moleküls charakteristisch und ermöglicht es, ein bestimmtes Isotop bezüglich seiner Umgebung im Molekül zu erkennen. Allgemeiner definiert man die chemische Verschiebung relativ zu einem Standard in Einheiten ppm 106 (ppm = **parts per million**) und erhält : Verschiebung $d = \sigma_{Standard} - \sigma_{Substanz}$.

Wenn in einem Molekül mehrere Kerne mit magnetischem Moment vorhanden sind, so koppeln diese außerdem untereinander. Die Kopplung geschieht über die Elektronen der chemischen Verbindung und heißt *Spin-Spin-Kopplung*. Sie ist dafür verantwortlich, daß sich Resonanzlinien in Multipletts aufspalten. Die Energie der Spin-Spin Wechselwirkung ist proportional zum Skalarprodukt der beteiligten Kernspins, der Proportionalitätsfaktor heißt *Kopplungskonstante.*

Eine Beispielrechnung (s. Paul et al. p.931) zeigt für den Fall von Spin 1/2, daß sich in einem 10k-Gauß-Feld bei Raumtemperatur von 2 Millionen Kernen gerade 7 Stück mehr auf dem energetisch stabileren Niveau +1/2 befinden. Für große Kernzahlen führt diese ungleiche Verteilung der Spins zu einem makroskopischen magnetischen Moment **M** in Feldrichtung. Die Auslenkung dieses Moments in y-Richtung durch das einwirkende Hochfrequenzfeld ist dann der Auslöser für die registrierte Induktionsspannung am Verstärker.

Wenn, wie Barnard (1965) hypothetisierte, sich durch die Zubereitungsweise flüssiger homöopathischer Potenzen im Lösungsmittel spezifische polymerähnliche Strukturen aufbauen, dann sollten diese Strukturen, folgerten Smith und Boericke, sofern sie stabil sind, auch im NMR-Spektrum sichtbar sein.

Sie untersuchten Sulfurpotenzen D6 bis D30 in 87%-igem Ethanol und verglichen dabei Potenzen mit Verdünnungen, Potenzen mit ultraschallbehandelten Verdünnungen (unter Berücksichtigung der Temperaturerhöhung bei der Beschallung) und Potenzen mit Verschüttelungen, bei denen die mechanische Energie durch ihr Wärmeäquivalent ersetzt worden war. Zu bemerken ist noch, daß Schwefelblüte, die Ursubstanz, selbst keine ^{1}H-Protonenresonanz hat, es sich also in keinem Fall um Konzentrationsmessungen gehandelt haben kann. Als Ergebnis halten Smith und Boericke fest, daß physikalische und keine chemischen Veränderungen des Lösungsmittels festzustellen waren und daß diese umso intensiver waren, je mehr sich die Verdünnung der Avogadroschen Konstante näherte. Darüber hinaus wird festgehalten, daß auch bei ungeschüttelten, seriellen Verdünnungen Unterschiede gegenüber dem Lösungsmittel vorkommen, diese sich aber intensivierten, wenn zur Verdünnung noch die Verschüttelung kam. Das Gleiche galt für Ultraschallreaktionen. Die Unterschiede werden als in der Lage, der Breite, der Fläche und der Form der Gipfel vorhanden festgestellt. Die Abbildung 23 zeigt ein Beispiel.

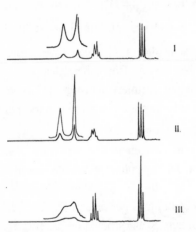

Abb. 23. I. = Sulfur 12 x verdünnt ,II. = Sulfur D12, III. = 12 x beschalltes Lösungsmittel (entnommen aus Weingärtner 1990, s.a. King 1988).

Young (1975) hat in einer als vorläufige Studie bezeichneten Arbeit nur die Flächen unter den Kurven verglichen und kommt bezüglich dieser Größe zum gleichen Ergebnis (Abbildung 24). Dies veranlaßt ihn zu der Vermutung, daß eine potenzspezifische Wechselwirkung zwischen Flüssigkeit und Glas stattfindet, eine Vermutung, die schon in einer unveröffentlichen Arbeit von Smith (1970) anklingt. Sacks (1983) bestätigt ebenfalls, daß Unterschiede zwischen Potenz und Lösungsmittel gemessen worden seien (Abbildung 25).

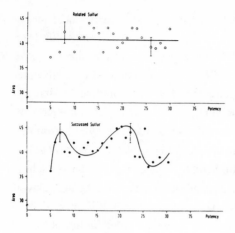

Abb. 24. Flächen unter den Wasser- und OH-Anteilen bei NMR-Spektren von Sulfurpotenzen, hergestellt mit verschiedenen Methoden (aus Weingärtner 1990, s.a. Young (1975))

Die Gesamtheit dieser Ergebnisse auf ihre Nichttrivialität hin zu überprüfen, war das Anliegen einer zunächst durchgeführten Pilotstudie (Weingärtner 1988). Als Grundlage für die Probenauswahl diente die Arbeit von Young. Es wurden die von ihm gefundenen Flächen miteinander verglichen und die Potenzen D6, D13, D19, D23 ausgewählt. Triviale Erklärungen für die Ergebnisse von Smith, Boericke, Young und Sacks wären z.B. Verunreinigungen bei der Herstellung der Potenzen, Inhomogenitäten des

a) OH- und Wasseranteil von Sulfur D24.

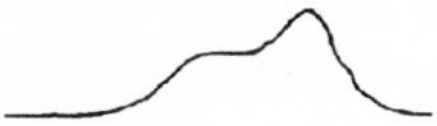

Abb. 25. a) NMR-Spektrum vom Sulfur D24, **b)** NMR-Spektrum des Lösungsmittels (nach Sachs 1983).

$+ CH_2 + CH_3$

Glases der Meßröhrchen, Umluftreaktionen etc.. Es war deshalb von vornherein klar, daß mit äußerster Sorgfalt bei der Vorbereitung und Durchführung verfahren werden mußte und jeder Arbeitsschritt so zu dokumentieren war, daß nötigenfalls seine Validierbarkeit separat untersucht werden konnte. Aus genau dem gleichen Grund war auch klar, daß es nicht genügen würde, eine oder zwei Messungen einer Probe durchzuführen.

b) OH- und Wasseranteil des Lösungsmittels.

Zur Herstellung der Prüfsubstanzen wurden neue 100ml-Mischzylinder mit Glasstopfen benutzt. Für jede Pro-

$+ CH_2 + CH_3$

benherstellung wurden diese Zylinder gekennzeichnet und nebeneinander aufgestellt. Zunächst wurden in jeden Zylinder 9 ml 87.6%-iges Ethanol eingefüllt. Dem ersten Behälter wurde 1 ml Sulfur D4 (= Ø) zugegeben. Der Zylinder wurde, entsprechend den Angaben von Smith und Boericke geschüttelt. Mit jeweils einer neuen Pipettenspitze wurde dieser Vorgang bei allen 19 Zylindern bis hin zur Potenz D23 fortgesetzt, wobei zur Herstellung der (N+1)-ten Potenz immer 1 ml aus dem Zylinder mit der N-ten Potenz entnommen wurde. Die Zylinder mit den zu vermessenden Proben wurden dann in ebenfalls neue, saubere Wägegläschen mit Glasstopfen vollständig umgefüllt. Am Schluß standen dann mit der Aufschrift Probe Nr. 1,..., Probe Nr.15 versehene Prüfsubstanzen zur Verfügung. Davon waren jeweils 3 Proben Ethanol, Sulfur D6, D13, D19, und D23. Eine anschließende Überprüfung des pH-Wertes von Ethanol 87.6% (bzw. der Sulfurpotenzen), das eine Stunde in den Glasbehältern gestanden hatte, ergab Werte zwischen 7.81 und 7.83 bei einer Gerätegenauigkeit von 0.05.

Die Messungen wurden mit 300 MHz NMR-Spektrometern AM 300 der Firma Bruker als Auftragsarbeit in einem Universitätslabor durchgeführt. Um nicht die Meßergebnisse grundsätzlich von vornherein durch Zugabe einer Eichsubstanz zu verfälschen, wurde dort zunächst eine Mischung 87% Ethanol und 13% Wasser angesetzt und nach Einlocken mit einer Kontrollprobe $CDCl_3$/TMS der Field - Wert eingestellt. Für die Messung des Ethanol-Wasser-Gemischs wurden Lock und Sweep ausgeschaltet. Das Gerät lockte bei Wiedereinbringen der Kontrollprobe sofort wieder ein. Durch Zusatz von TMS zu dem Ethanol-Wasser-Gemisch und Wiederholung der Meßfolge ergab sich die Lage des mittleren Peaks der Methylgruppe zu 1.186 ppm. Dieser Wert wurde in allen folgenden Messungen zugrunde gelegt. Für die eigentlichen Probenmessungen wurde 1 ml der Proben in neue 5mm NMR-Röhrchen gegeben. Die Proben wurden in aufsteigender Numerierung unmittelbar hintereinander vermessen. Vor der ersten Messung wurde wieder mit $CDCl_3$/TMS eingelockt. Bei der Integration der Spektren wurden die Integrale immer über die gleichen ppm-Intervalle gebildet (0.72 - 1.61, 3.25 - 4.03, 4.38 - 4.98 und 5.08 - 5.74).

Der gleiche Inhalt der NMR-Röhrchen wurde hernach nochmals auf identische Weise vermessen. Die Proben wurden dann ausgeleert und die NMR-Röhrchen über Nacht bei 80^0 C im Trockenschrank aufbewahrt. Am folgenden Tage wurden die Messungen wiederholt. Dabei wurden die gleichen NMR-Röhrchen für die entsprechenden Proben benutzt. Ebenso waren Versuchsdurchführung und Integrationsvorgang identisch. Da die Proben zufällig verschlüsselt waren und der Schlüssel dem Experimentator nicht bekannt war, konnte durch die Vorgabe der

Vermessung nach aufsteigender Probennumerierung, ein systematischer Fehler, z.B. durch hintereinander Vermessen gleicher Proben, ausgeschlossen werden.

Unabhängig von einer möglichen Unterscheidung der Potenzen bezüglich bestimmter Parameter wurden als Ergebnis der Messungen Spektren mit einem bestimmten typischen Aussehen erwartet. Die Abbildung 21 veranschaulicht dieses Aussehen. Das typische Aussehen ist definiert durch die Auffindbarkeit von genau 3 Peaks der Methylgruppe (CH_3), genau 4 Peaks der Methylengrupe (CH_2) und genau einem Peak von jeweils dem Wasser-und dem OH-Anteil. Dieses typische Aussehen ergab sich nur bei einem Teil der Spektren. Nur bei diesen war es sinnvoll, nach einer potenzabhängigen Unterscheidung zu suchen. Nicht auswertbare Spektren waren charakterisiert durch fehlende Auflösung der CH_2-Quartetts und durch Kopplungen der CH_2-Quartetts zum OH-Anteil (durch Schultern der OH-Peaks angezeigt).

Den Spektren und den zugehörigen Protokollen waren unmittelbar folgende Aussagen zu entnehmen:

a) Die Temperaturen schwankten um einen Mittelwert $T = 24.3^0$ C mit einer Standardabweichung von 0.7^0. Eine systematisch Zuordnung von Temperaturgruppen zu bestimmten Potenzen war nicht möglich.

b) Die Orte der Peaks in der Methylgruppe und in der Methylengruppe waren bis auf 5 Ausnahmen mit Abweichungen von 0.25% konstant.

c) Die Flächen unter den Peaks der Methylengruppe, dem Wasser- und dem OH-Anteil waren bis auf Abweichungen in der Größenordnung von 1% im Mittel für alle Proben gleich, und es war keine Systematik hinsichtlich der Potenzen zu erkennen.

d) Die Kopplungskonstanten waren im Mittel 6.9 Hz, und es ergab sich auch hier keine Systematik bzgl. der Potenzen.

e) Das zu erwartende Zahlenverhältnis 3:2:1 der Integrale war bei keiner Messung erfüllt, was auf OH-Anteile schließen läßt, die nicht fest zugeordnet werden konnten.

Es blieb noch übrig, eine Unterscheidung bezüglich der ebenfalls angegebenen Peak-Intensitäten und damit indirekt die Form der Peaks zu untersuchen, da bei nicht zu unterscheidenden Flächen unter den Kurven Verschiedenheit der Peakhöhen automatisch eine andere Form (Linienverbreiterung) bedingt. Im Gegensatz zu den Orten der Peaks sind Intensitäten nicht absolut, sondern relativ, man kann also, ähnlich wie bei den Raman-Spektren, nur sagen, um wieviel größer oder kleiner ein Peak als ein anderer Peak der gleichen Messung ist. Die

Q1 = (Höhe der beiden mittleren Methylen-Peaks)/2 : (Höhe des Wasserpeaks)

Q2= (Höhe der beiden mittleren Methylen-Peaks)/2 : (Höhe des OH-Peaks)

Q3= (Höhe des Wasserpeaks) : (Höhe des OH-Peaks)

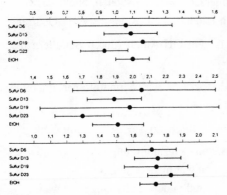

Vergleichbarkeit der Spektren bezüglich der Intensitäten erhält man, ebenfalls wie bei den Raman-Spektren, durch Quotientenbildung. Es wurden dazu die Quotienten Q1, Q2 und Q3 gebildet.

Die Abbildung 26 zeigt die Mittelwerte und Standardabweichungen der Quotienten Q_i (i=1,2,3) aufgeschlüsselt nach Probenarten. Es fällt auf, daß sich für die Quotienen Q1 und Q2 bei Sulfur D23 und Ethanol eine Überschneidung und keine Inklusion der Abweichungsintervalle ergibt, während zwischen Ethanol und Sulfur D13 weitgehend Übereinstimmung besteht.

Abb. 26. Mittelwert und Standardabweichung der Quotienten Q1 (oben), Q2 (Mitte) und Q3 (unten) (entnommen aus Weingärtner 1989).

Inwieweit der Zufall dieses nicht verstehbare Ergebnis produziert hatte, blieb jetzt zu überprüfen. Linienverbreiterungseffekte können, wie man weiß, durch sehr unterschiedliche Faktoren verursacht werden. Als erstes war zu klären, ob die gefundenen Unterschiede abhängig von dem benutzten Gerät sind oder durch eine nicht dokumentierte Kleinigkeit bei der Versuchsdurchführung verursacht sein konnten. Zu diesem Zweck war bei der Probenherstellung eine Subcharge aller Proben abgezweigt worden. Deren Proben wurden auf identische Weise an einem anderen Ort, mit einem anderen Gerät gleichen Typs und von einem anderen Experimentator blind vermessen. Mit jeder Probe wurden jeweils zwei aufeinanderfolgende Messungen durchgeführt. Bei den 7 typischen (von insgesamt 10) Spektren ergaben sich bezüglich aller Parameter genau die gleichen Ergebnisse wie im vorangegangenen Studienabschnitt. In einer dritten Kleinserie konnte der Effekt nochmals bestätigt werden. In einem weiteren Arbeitsgang (Weingärtner 1989, 1990) mußte es deshalb darum gehen, die Ergebnisse der Pilotphase mit größeren Probenzahlen zu wiederholen. Da ein physikalisches Modell fehlt, nach dem sich die NMR-Spektren von homöopathischen Sulfur-Potenzen von denen des Lösungsmittels unterscheiden, konnte die Fragestellung nicht primär einen kausalen Zusammenhang klären wollen, sondern mußte sich darauf beschränken, das Resultat der Beobachtung eines Phänomens unbekannter Herkunft statistisch zu untermauern bzw. zu falsifizieren. Deshalb war auch die Frage nach einer gerichteten Unterscheidung der Quotienten Q_i (i=1,2,3) nicht relevant. Es sollte also nicht belegt werden, daß z.b. Q_1 bei Sulfur DX größer ist als Q_1 bei Sulfur DY, dies hätte die Forderung nach vorheriger Angabe eines zu überprüfenden Kausalzusammenhangs zur Folge gehabt. **Zunächst sollte nur die Wahrscheinlichkeit festgestellt werden, mit der man gleich oder ungleich behaupten kann, beschränkt auf unter bestimmten Umständen hergestellte Sulfur-Potenzen.** Ein zu hypothetisierender Kausalzusammenhang ist dabei noch völlig offen und zudem ein erkenntnistheoretisch alles andere als triviales Problem. Diese Dinge werden oft unpräzise und damit irreführend formuliert. Es mußte ebenfalls geklärt werden, was verglichen werden soll, Chargen oder Potenzen. Da der zu bestätigende Effekt in allen Meßreihen der Pilotphase quasi ohne Absicht, dafür aber mit großer Regelmäßigkeit aufgetreten war, schien es zweckmäßig, eine große Charge herzustellen und zu versuchen, aufgrund der Daten der Vorversuche, ein statistisches Design für die Validierung der Vorversuchsergebnisse zu entwerfen. Die andere Möglichkeit, mehrere Chargen herzustellen und diese miteinander zu vergleichen, würde vor das Problem gestellt haben, eine Alkohol-Wasser-Mischung mehrmals identisch herzustellen und - was noch schwieriger, aber sicher notwendig gewesen wäre - den Potenzierungsvorgang zu standardisieren. Probenherstellung und Meßablauf sollten dabei folgenden Anforderungen genügen:

a) Numerierte Blindproben sollten zur Nachprüfung interprobieller Variabilitäten mehrmals identisch (auch bei gleicher Temperatur) vermessen werden.

b) Die Stabilität der Meßapparatur sollte dokumentierbar sein.

c) Sowohl die Nicht-Unterscheidbarkeit in den Parametern Ort, Fläche und Kopplungskonstante als auch die Unterscheidbarkeit im Parameter Peakintensität sollten bestätigt werden.

Ein Ergebnis würde aber nur dann von Wert sein, wenn es auf genügend vielen Daten basiert. Was heißt aber genügend viele Daten ? Diese Frage kann mit Methoden der Statistik, den Daten der Vorversuche und der Art der Fragestellung selbst beantwortet werden. Zunächst einmal sollte auf *gleich oder ungleich* der Intensitätsquotienten entschieden werden. Dies nennt man statistisch die Entscheidung für eine *zweiseitige* Fragestellung. Als zweites konnte für das Lösungsmittel, für Sulfur D13 und für Sulfur D23 aus dem Datenmaterial der Pilotphase zugrunde gelegt werden (s.a.Abb.26), daß die Mittelwerte von Sulfur D13 und Ethanol sich in den Parametern Q1 und Q2 fast nicht unterschieden, die Mittelwerte von Ethanol und Sulfur D23 aber stark unterschiedlich waren. Die größenmäßige Unterscheidung der Mittelwerte entsprach ungefähr der mittleren Standardabweichung von Ethanol, Sulfur D13 und Sulfur D23 bei beiden Intensitätsquotienten. Ebenfalls war mit einem Normalitätstest festzustellen, daß der Annahme der Normalverteilung der Quotienten, einer Voraussetzung für die Anwendung des t-Test, nichts widersprach. Bei Festlegung eines Risikos 1. Art von 5%, eines Risikos 2. Art von 10% und der Entscheidung für den t-Test als Verfahren berechnete (s.z.B. Sachs 1982) sich die notwendige Gruppengröße nach der Formel

$$N = 2\,(z_\alpha + z_\beta\,)^2\,[\,(\delta/\Delta)^2\,]$$

zu N = 21, wobei z_α = 1.96, z_β = 1.28 sind und der Quotient (δ/Δ) wegen der oben dargelegten ungefähren Gleichheit der Mittelwertabstände und der Standardabweichungen als ungefähr 1 angenommen werden kann. Ob die Datenannahmen aus der Pilotstudie relevant waren oder nicht, würde sich daraus ergeben, ob Sulfur D13, das ja kaum einen Unterschied zum Lösungsmittel hatte erkennen lassen, mit der gleichen Signifikanz auch diese Gleichheit reproduzieren würde.

In die Herstellung des Probenguts gingen einige zusätzliche Punkte ein. So war z.B. dem Einwand, in der Pilotstudie sei vermessenes Lösungsmittel deswegen verschieden von den Potenzen gewesen, weil es sich nicht in mehreren Zylindern befunden habe, zu begegnen. Dafür wurden alle Meßzylinder nach dem Säubern mit Ethanol gespült. Anschließend wurden die Lösungsmittelproben von einem zum anderen Zylinder geschüttet und erst dann als Lösungsmittel deklariert.Dem Einwand von eventuell vorhandenen Inhomogenitäten der verwendeten NMR-Probenröhrchen wurde durch die Verwendung von neuen NMR-Röhrchen aus einer Charge Rechnung getragen. Dem Einwand eventueller Umluftreaktionen wurde dadurch begegnet, daß alle NMR-Röhrchen unmittelbar vor ihrer Befüllung mit Stickstoff begast, die Proben dann eingefüllt und die Röhrchen anschließend so zugeschmolzen wurden, daß lediglich Stickstoff über den Proben stand. Die sodann vorhandenen je 21 zugeschmolzenen und mit Nummern versehenen NMR-Röhrchen mit den Inhalten Ethanol, Sulfur D13 und Sulfur D23 wurden verschlüsselt und in insgesamt 9 Sendungen zu je 21 Proben vermischt absichtlich über den normalen Postweg zur Messung versandt. Dies führte also auch zu zusätzlichen unberechenbaren mechanischen Erschütterungen und, da der Versand in den Sommermonaten vor sich ging, mit ziemlicher Sicherheit zu erheblichen Temperaturschwankungen über einen längeren Zeitraum. Mit der ersten Sendung gingen 2 bezeichnete, identisch behandelte Lösungsmittelproben an den Experimentator. Eine davon wurde vor Beginn und am Ende einer jeden 21-er Serie vermessen. Die Übereinstimmung dieser insgesamt 18 Spektren dokumentiert die Stabilität der Apparatur während der gesamten Meßzeit. Die ersten 6 Sendungen wurden vermessen, nachdem die Proben bis unmittelbar vor der Messung bei 20^0 C im Wasserbad gehalten worden waren. Bei den restlichen 3 Sendungen war die Temperatur des Wasserbades 40^0 C.

Als Ergebnis der gesamten Untersuchung kann festgehalten werden: (s. Abbildungen 27, 28 und die Tabelle):

a) Die Kontrollmessungen mit bezeichnetem Lösungsmittel waren immer identisch. Alle Kontrollmessungen waren typisch.

b) Von den bei 20^0 C vermessenen Proben waren insgesamt 6 Spektren atypisch und nicht auswertbar. Die Entartungen bestanden dabei stets in nicht aufgelösten Methylen-Quartetts und Kopplungen zu den OH-Anteilen.

c) Von den bei 40^0 C vermessenen Proben waren insgesamt 22 Spektren atypisch und nicht auswertbar. Die Entartungen waren von der gleichen Art wie in b).

d) Bezüglich der Parameter Ort, Fläche und Kopplungskonstante waren alle drei Probensorten nicht von den Kontrollproben zu unterscheiden. Vorhandene prozentuale Unterschiede zeigten sich höchstens ab der 3. Stelle nach dem Komma und waren unsystematisch.

e) Bezüglich der relativen Intensitäten bestätigte sich ein Unterschied zwischen Lösungsmittel und Sulfur D23 auf mindestens dem 95% Niveau bei den 20^0 C - Messungen.

f) Bei den Intensitätsquotienten der 40^0 C - Messungen war der Unterschied qualitativ gleich, konnte aber, aufgrund ungenügender Probenzahl, nicht teststatistisch nachvollzogen werden.

g) Die Intensitätsquotienten bei den 40^0 C - Messungen waren um ca. die Hälfte kleiner als bei den 20^0 C - Messungen.

h) Die Unterscheidung der Intensitätsquotienten war entgegengesetzt derjenigen bei der Pilotstudie.

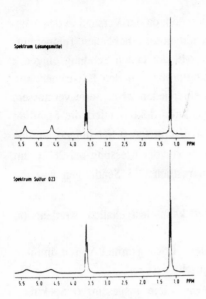

Abb. 27. Beispiel zweier NMR-Spektren mit direkt sichtbarem Unterschied zwischen Lösungsmittel und Sulfur D23 (entnommen aus Weingärtner 1990).

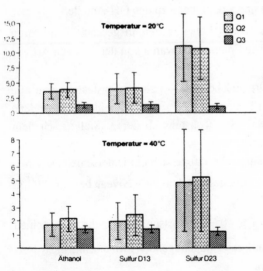

Abb. 28. Mittelwerte und Standardabweichungen der Quotienten Q. bei verschiedenen Temperaturen (entnommen aus Weingärtner 1989)

	Testsubstanzen	t-Wert	Freiheitsgrade
Q1: MD1	EtOH – D13	0.46	28
	EtOH – D23	5.81 (*)	22
	D13 – D23	5.14 (*)	29
Q1: MD2	EtOH – D13	0.37	27
	EtOH – D23	5.92 (*)	22
	D13 – D23	5.31 (*)	28
Q1: (MD1+MD2)/2	EtOH – D13	0.43	27
	EtOH – D23	5.94 (*)	22
	D13 – D23	5.28 (*)	28
Q2: MD1	EtOH – D13	0.40	29
	EtOH – D23	5.73 (*)	22
	D13 – D23	5.06 (*)	30
Q2: MD2	EtOH – D13	0.35	28
	EtOH – D23	5.98 (*)	22
	D13 – D23	5.38 (*)	28
Q2: (MD1+MD2)/2	EtOH – D13	0.68	28
	EtOH – D23	6.07 (*)	22
	D13 – D23	5.28 (*)	29
Q3: MD1	EtOH – D13	0.00	32
	EtOH – D23	9.72 (*)	40
	D13 – D23	6.82 (*)	32
Q3: MD2	EtOH – D13	0.00	40
	EtOH – D23	6.15 (*)	29
	D13 – D23	5.69 (*)	28
Q3: (MD1+MD2)/2	EtOH – D13	0.41	40
	EtOH – D23	6.66 (*)	29
	D13 – D23	7.17 (*)	29

Tabelle : t-Test-Ergebnisse der NMR-Versuchsserie (entnommen aus Weingärtner 1990).

Q1 = Mittlere Intensität Methylengruppe / Intensität Wasser; Q2 = Mittlere Intensität Methylengruppe / Intensität OH; Q3 = Intensität Wasser / Intensität OH; MD1 = Meßdurchgang 1; MD2 = Meßdurchgang 2; (MD1 + MD2)/2 = Probenweises Mittel aus MD1 und MD2. Die mit (*) gekennzeichneten t-Größen markieren einen Unterschied auf mindestens dem 95%-Niveau.

6 Aspekte der Modellbildung

Die erhaltenen experimentellen Resultate sind grundsätzlich nicht ausreichend für das Verständnis eines möglichen Unterschieds zwischen Potenzen und Lösungsmittel. Sie belegen bestenfalls das Vorhandensein von Effekten. Trotz versuchter Deutungen seitens einiger Autoren sollte etwas anderes als die Dokumentation von Effekten nicht angestrebt worden sein. Für eine Interpretation ist nämlich, parallel zu einer standardisierten Absicherung der Effekte, die Entwicklung von Modellvorstellungen für die Potenzierung notwendig, anhand derer ein Verständnis der Effekte möglich ist und weitere Experimente planbar sind. Die Güte solcher Modellvorstellungen läßt sich sehr leicht daran messen, wie genau sie die Ergebnisse künftiger Experimente voraussagen können. Hier soll kein Modell angegeben werden, das wäre vermessen. Es soll lediglich versucht werden, zusammenzuführen, was zu einem etwaigen Modell gehört. Sinnvollerweise beginnt diese Zusammenführung mit einer resümierenden, kritischen Bewertung der experimentellen Verifikationsversuche. Ihr schließt sich ein Überblick über vorhandene Modellbildungsansätze an. Bekanntlich sind ja bis heute alle Bemühungen um eine akzeptierbare Erklärung für das homöopathische Phänomen bestenfalls von einer sowieso voreingenommenen Anhängerschaft ernst genommen worden. Trotz sicherlich vorhandener Berührungsängste bei bis jetzt nicht mit dem Problem Befaßten ist zu hoffen, daß eine abstrahierende Formulierung der Fragestellung das Problem auch außerhalb der Homöopathieforschung attraktiver werden läßt.

6.1 Bewertung der experimentellen Verifikationsversuche

Der Natur der Sache nach sollte eigentlich jede der besprochenen Untersuchungen als umso tauglicheres Argument für einen Unterschied zwischen Potenz und Lösungsmittel angesehen werden können, je mehr gut geplante und sauber durchgeführte Experimente diesen Unterschied als Ergebnis haben. Taugliches Argument sein heißt aber hier kurioserweise gleichzeitig, daß im wissenschaftlichen Sinne etwas *Falsches* erarbeitet worden ist, ein Resultat, das eigentlich nicht stimmen kann. Diese Kuriosität gilt auch dann, wenn das betreffende Ergebnis von mehreren Autoren erzielt wurde. Umgekehrt sind im wissenschaftlichen Sinne negierende Ergebnisse glaubwürdig, selbst wenn sie mit ungenügender Dokumentation publiziert wurden. An ihnen wird man höchstens kritisieren, daß die Autoren sich die Arbeit hätten sparen können. Dieser Kuriosität wegen ist die kritische Bewertung aller Ergebnisse vorrangig. Wer möchte schon an einem Modell arbeiten, von dem sich später herausstellt, daß die zugrunde liegenden Daten falsch waren?

Zu den Untersuchungen von Routineparametern (pH-Wert, optische Dichte, etc.) kann man, ihrer dürftigen Dokumentation und ihres oft konzeptionslosen Designs wegen, nur sagen, daß man sie der Vollständigkeit halber in großem Umfang mit mehr Einfallsreichtum und systematischer sowie mit klareren Arbeitshypothesen wiederholen sollte. Dies vor allem unter dem Standardisierungsgesichtspunkt.

Schon bedeutend interessanter sind die Kristallisationsversuche und die Versuche zu den dielektrischen Eigenschaften, weil sie vom Ansatz her das homöopathische Phänomen der *potentiellen Dynamik* nachzuempfinden suchen. Sowohl bei den Kristallisationsversuchen als auch bei den Versuchen zu den dielektrischen Eigenschaften werden Erscheinungen untersucht, bei denen kleinste Veränderungen größte Konsequenzen haben können. Allerdings sorgt dieser Umstand, wie man bei der Annahme von *reinem Wasser* als Nichtleiter und bei der Kontamination mit Staubteilchen als Kristallisationskern gesehen hat, auch dafür, daß vermeintlich affirmative Effekte durch unvermeidbare und versuchsbedingte Verunreinigungen des Probenguts entstehen können. Letzteres gilt übrigens auch für die NMR-Experimente und war dort der Grund für ein statistisches Studiendesign, bei dem Potenzen und Lösungsmittel mit gleicher Wahrscheinlichkeit äußeren Unwägbarkeiten ausgesetzt waren.

Der Versuch, die Oberflächenspannung von Natrium muriaticum-Potenzen, (nach Kumar und Jussal) anhand von Kapillarsteigungen, als Unterscheidungsmerkmal zwischen Potenzen und Lösungsmittel zu identifizieren, ist aufgrund der durchgeführten umfangreichen Reihe von neueren Experimenten als gescheitert anzusehen. Dies schließt natürlich anderslautende Ergebnisse nicht aus, bei denen z. B. der Krümmungsradius von Tropfen oder die Tropfendichte bzw. Tropfenzahl als Kriterium benutzt werden (zur Methodik s. z.B. Stauff 1960).

Alle spektroskopischen Methoden versuchen, bei der Untersuchung homöopathischer Potenzen langlebige metastabile Anregungszustände nachzuweisen, die durch das Potenzieren entstehen und möglicherweise bei der Applikation des Medikaments durch die Wechselwirkung mit dem biologischen System dominant werden können. Obwohl die Absorptionsmessungen im UV- bis IR-Bereich negativ verliefen, ist ein Zusammenhang zwischen der *Absorption elektromagnetischer Wellen durch das Lösungsmittel beim Potenzieren* und biologischer Resonanzfähigkeit unterhalb der thermischen Rauschschwelle, wie sie in Kapitel 4 dargelegt wurde, vorstellbar. Ein Zusammenhang könnte, stark vereinfacht ausgedrückt, darin bestehen, daß, falls Hochpotenzen über diesen Mechanismus Wirkung an das biologische System abgeben, die Absorptionsfähigkeit von Trägerflüssigkeiten für bestimmte Frequenzbereiche vorhanden ist. Der Vollständigkeit halber sei noch hinzugefügt, daß erst kürzlich eine russische Gruppe ein Ergebnis vorgestellt hat, nach dem Potenzen D24 von Kupfer und von Salz (Lake) sowohl in Wasser als auch in Ethanol ein anderes spektroskopisches Verhalten zeigten wie das Lösungsmittel (Chernikov u. Kusnetsov 1989a, 1989b). Es handelt sich dabei um Experimente, die sich die Raleigh-Streuung (s.z.B. Barrow 1982, Franks 1972) zunutze machen. Die Raleigh-Streuung von Makromolekülen untersucht die zeitliche Abnahme der Streulichtintensität (dem Durchlicht) und basiert auf einem dem Lambert-Beerschen Gesetz analogen Gesetz. Das Verfahren kann Aufschlüsse über Gestalt und Molmasse von Makromolekülen geben. Leider sind ausführliche Daten dieser Experimente derzeit nicht verfügbar, was auch der Grund dafür ist, daß das zugrunde liegende Phänomen hier nur kurz angedeutet wird.

Ebenfalls auf mögliche langlebige metastabile Zustände im Lösungsmittel deuten die Raman-Experimente und ihre quasi-affirmative Wiederholung im Blindversuch hin. Spätestens hier wird aber deutlich, wie dringend erforderlich es ist, den Potenzierungsvorgang zu standardisieren, um überhaupt die Wiederholbarkeit von Effekten zu gewährleisten.

Vielleicht gerade wegen der mehrmaligen Reproduktion der Veränderung der OH- und Wasseranteile im NMR-Spektrum von homöopathischen Sulfurpotenzen durch vier verschiedene Autoren sind diese Resultate am schwersten einzuordnen. Tatsache ist, daß Linienverbreiterungseffekte sehr unterschiedliche Ursachen haben können, u.a. Dreckeffekte bei der Probenherstellung mit der Konsequenz einer veränderten Protonenaustauschgeschwindigkeit. Würde es sich aber um ein ganz normales Austauschphänomen gehandelt haben, dann ist schwerlich einzusehen, weswegen dies bei Sulfur D23, aber nicht bei Sulfur D13 stattgefunden haben soll. Tatsache ist weiterhin, daß Ethanol-Wasser-Mischungen an sich sehr komplex sind und keine Untersuchung bekannt ist, die unter definierten Bedingungen zeigt, daß NMR als Methode für die Bearbeitung des Phänomens überhaupt geeignet ist. Die durch turbulente Vermischung von Flüssigkeit und Gas u.U. entstehenden Radikale (s.a. Anbar 1966, 1968, Suslick et al. 1986) wären weit logischer mit ESR (Elektronen-Spin-Resonanz) aufzuspüren. Radikale sind vorstellbar, weil beim Aufprall von Wasser auf Wasser bzw. Wasser auf die Glasoberfläche Kavitationsphänomene auftreten - in der Flüssigkeit entstehen, wachsen und implodieren Gasbläschen - ‚die für wässrige Lösungen reaktionsfähige Zwischenprodukte wie OH, H, HO_2 bzw. H_2O_2 in sehr niedrigen Konzentrationen ausbilden können (Doman 1990). Eine Weiterführung der NMR-Versuche würde also heißen, daß man zunächst eine Vorstellung davon entwickeln muß, was mit der Methode NMR gemessen werden soll und wie Linienverbreiterungen einen denkbaren und physikalisch nachvollziehbaren Unterschied zwischen Lösungsmittel und Hochpotenzen innerhalb eines Modells repräsentieren.

Insgesamt gesehen kann man bei keinem der experimentellen Ansätze zur Identifikation eines *Arzneilichen Gehalts* homöopathischer (Hoch-) Potenzen derzeit mit gutem Gefühl behaupten, der Problemlösung entscheidend näher gekommen zu sein. Selbst die hochsignifikante Reproduktion der NMR-Ergebnisse bildet da keine Ausnahme. Ein entscheidender Schritt würde nämlich bedeuten, daß ein Verfahren angebbar ist, mit Hilfe dessen, bei genauer Befolgung der Durchführungsanweisungen, ein Effekt beliebig oft, innerhalb einer angebbaren Genauigkeit erzielt werden kann und daß dabei Fehlinterpretationen von Trivialeffekten mit Sicherheit ausgeschlossen sind. Dies ist bei allen geschilderten Versuchen nicht der Fall, weil ein grundsätzliches Problem ungelöst ist. Einerseits nämlich wird nicht bestritten, daß der Homöopathie, zumindest im Bereich höherer Potenzen, falls sie eine naturwissenschaftlich nachvollziehbare Basis hat, umfassendere (wahrscheinlich nur umfassender zu formulierende) als die bisher bekannten Naturgesetze zugrunde liegen müssen. Andererseits sind alle in den dargestellten experimentellen Verifikationsversuchen zur Feststellung eines meßbaren Unterschieds zwischen Lösungsmittel und Potenz verwendeten Geräte und Verfahren Hilfsmittel innerhalb der Beschreibung mit uns bekannten Naturgesetzen. Nur innerhalb dieses Rahmens sind beliebig oft reproduzierbare Resultate zu erwarten. Man kann also einen Kausalzusammenhang mit Trivialeffekten nur dann ausschließen, wenn man begründete Vorstellungen davon hat, welche Qualität des Probenguts man messen möchte und damit meßmethodisch eine Abgrenzung vorzunehmen in der Lage ist. Dies wiederum setzt die Vorgabe eines Modells voraus.

6.2 Arbeit an Modellen

Das zweifellos zentrale Problem bei der Modellbildung ist der Nachweis möglicher anregbarer Ordnungszustände im Lösungsmittel und deren Übertragbarkeit sowohl auf andere Lösungsmittelvolumina als auch auf ein biologisches System. Einschränkende Bedingungen sind erstens bestimmte vorgegebene Intervalle für die zur Verfügung stehenden Energien zur Bildung und Übertragung von Ordnungszuständen und zweitens die notwendige Beeinflußbarkeit biologischer Systeme durch den Ordnungszustand. Diese umfassende Problemstellung ist bisher von verschiedenen Autoren und mit verschiedenen Schwerpunkten behandelt worden.

Den Schwerpunkt *systemische Struktur von Festkörpern* setzen die Autoren Gutmann und Resch (1979, 1988, s.a. Resch 1982, Resch u. Gutmann 1986). Ausgehend von idealen Kristallen wird der Realfall, das ideale Kristall mit Punktdefekten, und dadurch bedingte Versetzungen des Gitters, als Ausdruck dafür angesehen, wie systemische Eigenschaften sich nachvollziehbar in Materiebausteinen und deren Wechselwirkungen miteinander manifestieren. Eine besondere Rolle kommt dabei den Kristalloberflächen zu. Sie werden als Kopf einer Hierarchie angesehen. Als Phasengrenze geben sie durch die Kommunikation mit der Umgebung fremdbestimmte Einflüsse an die Versetzungslinien und Gitterpunkte weiter, ohne dabei thermodynamische und makroskopische Eigenschaften zu destabilisieren. Als Beispiele werden das notwendige Einspielen von Musikinstrumenten und die Formerinnerung von Titan-Nickel-Stäben genannt. Werden letztere in heißem Zustand zu einer Spirale gedreht, dann nähern sie sich bei erneutem Erhitzen wieder der Gestalt einer Spirale, selbst wenn sie während der zwischenzeitlichen Kaltphase mechanisch gerade gestreckt wurden. Die Eigenschaften der hierarchischen Struktur und das damit verbundene Gedächtnis für Fremdeinflüsse sind nach Meinung von Resch und Gutmann auch in flüssigem Wasser enthalten. Es gibt nämlich Argumente dafür, daß im scheinbar chaotischen Wasser Mikrobereiche mit hohem Differenzierungsgrad zu finden sind. Bei der Mischung von Wasser und Alkohol kommt es zur Konkurrenz von Wechselwirkungen Wasser - Wasser, Wasser - Alkohol und Alkohol - Alkohol. Wegen der unterschiedlichen Stärke der Wechselwirkungen werden in Regionen höherer Wechselwirkungsenergie Wassermoleküle besonders angereichert sein. Dies führt dazu, daß Wasserbereiche von Alkoholbereichen auseinandergehalten werden. Durch die Gegenwart von Alkohol werden deshalb höher organisierte Strukturelemente stabilisiert. Wie sich die bisher dargestellten Zusammenhänge durch die Potenzierung zu einem arzneilichen Gehalt von Hochpotenzen nach Meinung der Autoren entwickeln, sei wörtlich wiedergegeben (Gutmann u. Resch 1988):

..Eine Lösung (z.B. Urtinktur) ist viel stärker differenziert als das reine Lösungsmittel(gemisch). Beim Verdünnen einer Lösung fügt sich das weniger differenzierte, anpassungsfähige Lösungsmittel(gemisch) weitgehend den statischen Randbedingungen der stärker differenzierten Lösung. Die Lösung legt dem neu entstehenden (verdünnteren) System ihre statischen Randbedingungen um so weitgehender "wesenhaft" auf, desto besser die dynamischen Aspekte des Verdünnungsmittels in das neu entstehende System eingebunden werden können.

Die Lösung der Urtinktur unterliegt einer dieser entsprechenden Systemorganisation. Die Arzneimittelinformation wird dynamisch aufrechterhalten, indem alle Moleküle der Lösung (nicht nur die Urstoffmoleküle) dazu herangezogen werden. Die hohe Strukturfestigkeit der Lösung verleiht ihr beim Verdünnen eine gewisse Dominanz über das Verdünnungsmittel, indem sie ihre Information in unterschiedlicher Weise auf verschiedene Bereiche des der ursprünglichen Lösung ähnlichen Gesamtsystems ausbreitet, wobei den als Synchronisationsknoten innerhalb des Schwingungsmusters fungierenden Gasmolekülen besondere Bedeutung zukommt. Man könnte die gelösten Moleküle mit Stimmgabeln vergleichen, deren Schwingungsakkorde über die Synchronisationsknoten das Gesamtsystem "einstimmen" und letzterem den Schwingungszustand erhalten. Das bedeutet die Ausbreitung der Information auf andere materielle Träger, wobei das Schwingungsmuster entsprechend gewandelt werden muß.

Bei Verschütteln kommt es zur Verstärkung der "existentiellen Auseinandersetzung" zwischen Strukturbrechern und Strukturmachern, wobei Strukturenergie bevorzugt auf das hierarchisch Höhere, die gelösten Gasmoleküle, übertragen wird. Dadurch werden - wie durch Untersuchungen festgestellt wurde - den noch vorhandenen Strukturbrechern weitere Informationen "entlockt". Beim Potenzieren setzen sich jene Strukturaspekte durch, die - ähnlich wie bei Verreiben von Festkörpern - die Systemorganisation der Lösung "stärken". Je höher die Verdünnung, desto mehr treten die Wechselwirkungen zwischen den ursprünglich gelöst gewesenen Molekülen zurück und desto einheitlicher wird das Schwingungsmuster und desto höher ihr Formhaltungsvermögen, ihre Abwehrbereitschaft und zugleich ihr Prägungsvermögen auf ähnliche Systeme. In der Hochpotenz sind wesentliche Eigenschaften der Urtinktur übernommen und in besonders klarer Weise herausgearbeitet worden ..

Interessanterweise werden für diese Strukturierung z.B. Ergebnisse aus Experimenten mit T_2-Relaxationszeiten angeführt. T_2-Relaxationszeiten geben in der NMR-Spektroskopie diejenige Zeit an, die, z.B. beim Austausch von Spins zweier Kerne, zum Verlust der Phasenkohärenz führt. Sie heißt auch *Phasengedächtniszeit* und verläuft ohne Energieabgabe an das Spin-System. Allerdings muß man auch hinzufügen, daß T_2 äußerst empfindlich gegenüber Inhomogenitäten des äußeren Magnetfeldes ist und deshalb als Kriterium für eine Aussage sehr trügerisch sein kann. Die Abbildung 29 veranschaulicht die Ergebnisse.

Unabhängig von Gutmann und Resch haben Lasne et al. (1989) (s.Abbildung 30) Ergebnisse publiziert, die bei verschiedenen Präparaten die T_2-Zeiten in Abhängigkeit von den Potenzen als stark unterschiedlich zum Lösungsmittel herausstellten. Leider ist die Arbeit methodisch nur sehr unvollständig beschrieben und läßt deshalb keine Versuchsplanung für die wünschenswerte Reproduktion zu.

Dem Schwerpunkt Wasserstruktur gilt, in Fortsetzung ihrer Dissertation, experimentell und theoretisch die Arbeit von Mme. Luu. Es handelt sich dabei vor allem um Raman-spektroskopische Untersuchungen (s. Luu et al. 1980, 1981, 1982) der ursprünglich von Bernal und Fowler (1933) stammenden Idee, daß flüssiges Wasser eine Mischung von *Eisbergen* sei,

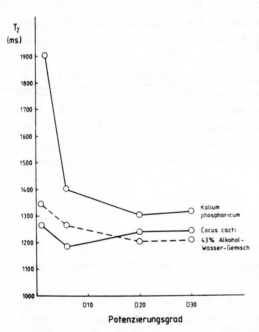

Abb. 29. T_2-Relaxationszeiten verschiedener Probeninhalte in Abhängigkeit von der Potenz (entnommen aus Resch u. Gutmann 1987)

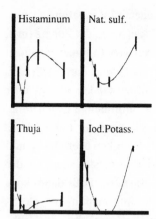

Abb. 30 T_2-Relaxationszeiten verschiedener Probeninhalte in Abhängigkeit von der Potenz (nach Lasne et al. 1989). T_2-max = 1600 (ms), T_2-min < 1200 (ms). Gleiche Skala bei allen Proben. Von links nach rechts sind aufgetragen CH4, CH9, CH15 und CH30 jeweils innerhalb ihrer Fehlerbalken.

und der von Pople (1951) geäußerten Meinung, daß flüssiges Wasser die homogene Struktur eines dreidimensionalen Polymers habe und jedes Molekül an seine Nachbarn durch mehr oder weniger von der Idealbindung verschiedene (in Bindungswinkel und im O-O-Abstand) deformierte Wasserstoffbrücken gebunden sei. Durch Vergleich von Raman-Spektren im Temperaturbereich von -40^0 C bis $+120^0$ C konnten zunächst Fermi-Resonanzbanden und Schwingungsbanden voneinander unterschieden werden. Im Bereich der ν(OH)-Banden konnte dann zwischen 3000 und 4000 cm^{-1} bei allen Temperaturen des untersuchten Bereiches gezeigt werden, daß sich das Spektrum rechnerisch in Gaußverteilungen um Resonanzbanden für Pentamere und dreidimensionale Cluster, Trimere in der amorphen Phase und Monomere bzw. OH-Radikale zerlegen läßt (s. Abbildung 31). In einer Arbeit zusammen mit Boiron (Boiron und Luu 1981) wird dieses Ergebnis im Sinne der Bardnard'schen Hypothese auf die Aktivität homöopathischer Potenzen im Organismus anzuwenden versucht, allerdings ohne konkrete Aussagen. Wesentlich definitiver legt sich die Arbeit (Luu u. Luu 1985) darauf fest, daß in Hochpotenzen aufgrund der Raman-Untersuchungen eine Umstrukturierung von Wasser mit Erreichung eines neuen Gleichgewichts zwischen den Komponenten denkbar sei.

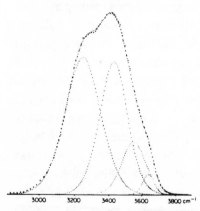

Abb. 31. Entfaltung eines real gemessenen Wasserspektrums bei 25 ^{0} C in Gauss-Kurven (nach Luu u. Luu 1981).

Mit der Struktur von Wasser und einer daraus abgeleiteten Informationsübertragung sowohl vom Arzneistoff auf das Lösungsmittel als auch von der Potenz (incl. Hochpotenz) auf den Organismus befaßt sich die Arbeit von Callinan (Callinan 1985). Mit Bezug auf Standardliteratur (s.z.B. Franks 1972) wird dargestellt, daß sich Information, wenn überhaupt, in den Schwingungszuständen von Wasser speichern läßt. Weder die Frage nach der Stabilität der Informationsspeicherung, die sich bei direkt nachweisbaren Molekülverbänden aufgrund der Lebensdauer von Wasserstoffbrücken höchstens im Nanosekundenbereich bewegen dürfte und folglich systemischer Natur sein muß, noch die Frage der Arzneistoffspezifität der Informationsspeicherung finden eine befriedigende Antwort. Daß dann konsequenterweise nicht konkretisiert werden kann, wie Information auf Hochpotenzen zu übertragen möglich ist und wie durch die Verabreichung von Hochpotenzen Informationsübertragung auf den Organismus zu denken ist, ist einleuchtend.

Einen ganz anderen Weg bei der Modellbildung geht Smith (1988). Ihm liegen die Ergebnisse einer Allergiestudie vor, bei der Patienten wahlweise durch eine homöopathische Hochpotenz des Allergens **oder** durch ein elektromagnetisches Feld mit individuell zu findender Resonanzfrequenz therapeutisch positiv zu beeinflussen waren. Dies führt dazu, von vornherein elektromagnetische Wellen, die vom Arzneimittel ausgehen als Verursacher des therapeutisch wirksamen Faktors in die Modellbildung mit einzubeziehen und sich zu überlegen, wie biologische Systeme unterhalb der thermischen Rauschgrenze mit solcher Strahlung gezielt zu beeinflussen sind. Die Frage ist dann, wie Wasser eine Strukturierung annehmen kann derart, daß die Eigenschaften eines elektrischen Resonators gewährleistet sind. Dazu müßten Strukturen vorhanden sein, die kohärente und kooperative Wechselwirkungen zwischen Wassermolekülen gewährleisten. Vom Standpunkt eines beliebig ausgewählten Wassermoleküls aus gesehen würde dies heißen, daß alle anderen Moleküle des betrachteten Systems sich vereinfacht ausgedrückt in Ruhe befinden, das System selbst sich also nur in sich mit z.B. festen Abständen transformiert. Smith schlägt eine Helixstruktur vor, bei der die energetisch begünstigten Pentamere von Wassermolekülen an einer Stelle offen und gegeneinander so verdreht sind, daß sie eine räumliche Helix bilden können. Eine solche Struktur wäre dann ihrerseits eine denkbare Quelle für ein elektromagnetisches Feld. Zum Beleg der Akzeptierbarkeit seiner Vorstellungen schlägt Smith ein *einfaches* Experiment zur Demonstration eines kohärenten Gedächtniseffekts in Wasser vor. Leider bleibt es beim Vorschlag und dem Hinweis, daß sich die Untersuchung des zugrunde liegenden Phänomens in Arbeit befindet.

6.3 Die Erfordernisse eines Modells, faktische Grundlagen

Ein Modell für die potentielle Dynamik homöopathischer Potenzen, für Hahnemanns geistartige Kraft, muß mit folgenden, in der Praxis vorliegenden, Fakten und den sich aus ihnen ergebenden Forderungen vereinbar sein.

1. Homöopathische Potenzen sind, zumindest im Bereich oberhalb der D6, wahlweise flüssig oder fest verfügbar. Ein Modell für die potentielle Dynamik auf der Basis eines definierten physikalischen Unterschieds zwischen Lösungsmittel und Potenz muß deshalb beide Darreichungsformen und ihre verschiedenen Herstellungsarten berücksichtigen.

2. Manche Stoffe, z.B. Natrium muriaticum, die potenziert in der Homöopathie als Arzneimittel verwendet werden, sind in Spuren im Lösungmittel selbst vorhanden, weswegen eine Verdünnung über einen bestimmten Grad hinaus in der Praxis gar nicht möglich ist. Gerade für Natrium muriaticum wird aber immer wieder betont, daß vor allem höhere Potenzen wirksam sind.

3. Potenzen, incl. Niederpotenzen, sind, da sie nach dem Simileprinzip indiziert sein sollen, etwas grundsätzlich anderes als Verdünnungen z.B. im phytopharmakologischen Bereich. Pro Potenzstufe handelt es sich in der Homöopathie um ein eigenständiges Medikament. Aus der Praxis sind sogar Mittel bekannt, die bei hohen und niederen Potenzstufen verschiedenen (u.U. sogar gegensätzlichen) Symphomenkomplexen zugeordnet sind.

4. Flüssige Potenzen werden in der Regel, aber nicht zwingend, aus Arzneistoff und einem Alkohol-Wasser-Gemisch hergestellt. Die Annahme von reinem Wasser als Lösungsmittel ist unrealistisch. Die mögliche Dominanz von Verunreinigungen ist deshalb für den Fall der Annahme von reinem Wasser als Lösungsmittel zu berücksichtigen. Entsprechendes gilt für Potenzen mit festem Träger.

5. Die Potenzierung sowie die Vorbereitung und Lagerung der Ingredienzen bzw. des Endprodukts geschieht bei Zimmertemperatur und Normaldruck. Thermodynamisch hat man es bei flüssigen Homöopathika pro Potenz mit einem abgeschlossenen System zu tun, dem Energie zugeführt wird. Die Energiezufuhr geschieht so, daß die Moleküle eine Impulsänderung über einen Kraftstoß erfahren. Die am thermodynamischen System geleistete Arbeit rührt von einer mittleren Leistung zwischen 10 und 100 Watt her (Doman 1990). 10 Watt entsprechen 2.39 cal/sec. Das bedeutet bei einer

Einwirkungsdauer des Kraftstoßes von einer Sekunde eine Erwärmung um ca. 0.002^0 C pro Liter Wasser. Umgerechnet in Elektronenvolt (eV) entspricht dies ca. $6 \cdot 10^{19}$ (eV). Wenn man weiterhin von einer Energie von 13.6 (eV) ausgeht, die nötig ist um Proton und Elektron auseinanderzureißen (Ionisationsenergie von Wasserstoff), dann können pro Schüttelschlag größenordnungsmäßig 10^{18} Elektron-Proton-Bindungen zerrissen werden. Bei festem Arzneiträger fehlen die Angaben über die bei der Verreibung zugeführte Energie. Möglicherweise sieht dort die Sachlage ganz anders aus.

6. Die Flüssigkeitsteilchen werden für die Zeitdauer des Kraftstoßes von einer räumlich chaotischen in eine gleichgerichtete Bewegung gezwungen. Chemisch beschreibbare stoffliche Umsetzungen, die über diesen Rahmen äußerer Bedingungen hinaus stattfinden können, sind weder beabsichtigt, noch werden sie unterstützt.

Über die Vereinbarkeit mit diesen Fakten hinaus muß ein Modell, soll es akzeptabel sein, die Robustheit gegenüber einigen alltäglich vorkommenden Irritationen erklären können. Obwohl diese Forderung oft als vordergründig bezeichnet wird, hat sie bis zu ihrer Entkräftung als ernst zu nehmendes Argument gegen einen naturwissenschaftlich begründbaren Unterschied zwischen Hochpotenz und Lösungmittel mit der Potenzierung als manipulierendem Verfahren zu gelten. Es ist z.B. nicht einzusehen, warum nicht der Inhalt einer Fruchtsaftflasche, wenn man sie, wie das üblich ist, vor dem Öffnen schüttelt, als homöopathische Potenz anzusehen ist. Es ist nicht einzusehen, wieso der Transport homöopathischer Medikamente vom Hersteller zur Apotheke mit den sicherlich vielfältig vorkommenden Erschütterungen das Medikament nicht grundsätzlich und bei keinen zwei Verschickungen identisch verändern soll. Es ist - ungeachtet der Argumentation in Kapitel 5 - nicht einzusehen, warum in Experimenten festgestellte Unterschiede zwischen Lösungsmittel und Hochpotenz, falls sie nicht von Verunreinigungen herrühren, nicht auch zwischen Lösungsmittel und geschütteltem Lösungsmittel feststellbar sein sollen. Es ist nicht einzusehen, warum immer nur relativ starre Mengenverhältnisse zwischen Potenzstufe und Lösungsmittel für die nächste Potenzstufe verwendet werden sollen. Es ist nicht einzusehen, weswegen Wasser-Alkohol-Gemische eine unter den Potenzierungsumständen eventuell gewonnene Struktur nicht bei Temperaturschwankungen (z.B. beim Transport im Sommer) wieder verlieren sollen. Es ist nicht einzusehen, weswegen nicht auch z.B. ein Öl als Lösungsmittel verwendbar sein soll. Es ist nicht einzusehen ..., etc..

Nimmt man zu all dem noch die weiter oben festgestellte fehlende Standardisierung des Probenguts sowie die Nichtinterpretierbarkeit der experimentellen Ergebnisse hinzu, dann wird klar, daß zunächst auf einer sehr grundsätzlichen Ebene überlegt werden muß, mit welcher Art physikalischen Modelldenkens überhaupt Aussicht besteht, die potentielle Dynamik Hahnemanns zu beschreiben.

Dazu muß man erstens davon ausgehen, daß es sich pro Potenz um Systeme mit sehr großen Anzahlen von Teilchen handelt. Die Analyse solcher Systeme mit Hilfe von z.B. Bewegungsgleichungen ist nicht realisierbar, sie erfordert das Studium statistischer Eigenschaften. Eigenartigerweise werden aber durch eine statistische Charakterisierung großer Teilchensysteme Gesetzmäßigkeiten der Art zutage gefördert, daß z.B. die Angabe von Kriterien für den Grad der zu erwartenden relativen Robustheit von Systemeigenschaften gegenüber indifferenten Irritationen wahrscheinlich ist.

Man muß zweitens davon ausgehen, daß zwischen den Teilchen der zu untersuchenden Systeme komplexe Wechselwirkungen bestehen. Da es sich, zumindest bei flüssigen Potenzen, zudem um Systeme mit Teilchen außerhalb des Grundzustandes handelt, sind nicht-lineare Potentiale realistisch. Dies wiederum impliziert die Untersuchung auf mögliche metastabile Zustände, in die das System, veranlaßt durch die Potenzierung, hineingetrieben wird.

Schließlich muß man drittens davon ausgehen, daß die Randbedingungen eines Modells real vorhandenen Umständen entsprechen müssen und das Modell einen mit harten Daten nachvollziehbaren Unterschied zwischen Lösungsmittel und Hochpotenz beinhalten muß. Dies verlangt einen formalen Ansatz, der im Idealfall nach Einsetzen von realistischen Zahlenwerten durchrechenbar ist.

Diese Ausgangssituation schränkt die möglichen physikalischen Modellbildungsansätze stark ein und läßt die statistische Physik als das vor der Hand geeignete Werkzeug erscheinen. Im nächsten Abschnitt wird deshalb der Herstellungsvorgang für Potenzen innerhalb der statistischen Physik mit dem Ziel formuliert, ein quantitatives Kriterium für einen Unterschied zwischen Lösungsmittel und Potenz herauszuarbeiten. Die Darstellung beschränkt sich auf flüssiges Lösungsmittel.

6.4 Homöopathische Potenzen und statistische Mechanik

Ausgangspunkt ist eine Menge flüssigen Lösungsmittels, bestehend aus mehreren Komponenten, der eine weitere flüssige Komponente, nämlich die zu potenzierende Substanz (Urtinktur oder nächstniedrigere Potenz), im Mengenverhältnis von z.B. 1:10 hinzugefügt worden ist. Die gesamte Flüssigkeit befindet sich in einem geschlossenen Behälter, in dem bis zum Beginn und einige Zeit nach dem Ende des Schüttelvorgangs normale Diffusion und Molekularbewegung unter Einfluß der Zimmertemperatur stattfindet. Die Molekularbewegung ist, makroskopisch betrachtet, der Ausdruck des ständigen Molekülzusammenpralls, da jedes Molekül sich mit einer von der Temperatur T abhängigen mittleren Energie $E=(3/2) \cdot k \cdot T$ geradlinig forzubewegen sucht.

Die Verallgemeinerung des Temperaturbegriffs als Maß für die mittlere Verschiebungsenergie ist die ursprüngliche Aufgabenstellung der statistischen Mechanik. Zur Lösung dieser Aufgabe stellt man sich ein System von N unabhängigen Teilchen vor, die sortiert nach ihrer Energie in Behältern mit Energien $E_0 \leq E_1 \leq$ ...$\leq E_n$ aufbewahrt werden. Als bekannt, da prinzipiell meßbar, wird die Gesamtenergie des Systems $E_{ges} = N \cdot E_{mittel}$ vorausgesetzt. Das Problem besteht dann darin, den größten Wert der Wahrscheinlichkeit W dafür zu berechnen, daß sich das Gesamtsystem im Temperaturgleichgewicht mit seiner Umgebung befindet. Als Ergebnis erhält man, daß das System einen Zustand anstrebt, bei dem die vorhandenen Energiebehälter E_0,..., E_n mit Teilchenzahlen N_0,...,N_n besetzt sind, welche proportional zu $\exp(-E_j/kT)$ für j=0,...,n sind. Teilchenbewegung findet innerhalb dieser Vorstellung deshalb statt, weil die Umgebung des Systems als Energiereservoir fungiert, das eine ständige Adaption von W und damit eine Umverteilung der Teilchen in den Behältern erzwingt. Die Wahrscheinlichkeit W repräsentiert die Anzahl der Teilchen gleicher Energie (Mikrozustände) pro Energiestufe (Makrozustand) des Systems. Mit der Angabe von W ist noch keinerlei Aussage über die Qualität der Energiezustände gemacht. Man weiß nur, daß ihre Anteile bei einem sich selbst überlassenen System innerhalb zulässiger Intervalle ständig mit dem Ziel, ein Gleichgewicht herzustellen, fluktuieren.

Wird diesem System ruckartig Energie zugeführt, dann wird es nach Beginn der Zufuhr durch anfänglich verstärkte Fluktuation zu seinem alten Zustand zurückzukehren suchen. Grundsätzlich etwas ändern an diesem Verhalten kann nur eine

Energiebarriere, die eine totale Relaxation in den alten Zustand verhindert. Durch Errichten einer Energiebarriere wird beispielsweise das System anstatt wie vorher um einen Energiemittelwert MW_1 jetzt um einen Energiemittelwert $MW_2 > MW_1$ fluktuieren. Zum Aufbau einer Energiebarriere bedarf es erstens eines Energiebetrags, der größer ist als die normale Fluktuation durch die Umgebungswärme, und zweitens eines möglichen Zustandes, um den das angereicherte System fluktuieren kann. Analoges gilt natürlich für den Fall $MW_2 < MW_1$. Zwischen beiden Zuständen liegt die Barriere. Den Übergang von einem in den anderen Zustand bezeichnet man als einen *Phasenübergang*.

Neben den allgemein bekannten Phasen fest, flüssig und gasförmig und deren Übergängen fest <--> flüssig, flüssig <--> gasförmig gibt es zahlreiche andere Zustände in Materie, deren Übergängen ineinander ein formal analoger Zusammenhang zugrunde liegt. Die Übergänge werden deshalb ebenfalls als Phasenübergänge bezeichnet. Vor Anwendung dieser Verallgemeinerung auf die konkrete Problematik seien einige Beispiele von Phasenübergängen gegeben.

Beispiel 1: Ein Würfel befindet sich bei oben liegender Augenzahl in einem von sechs möglichen Zuständen. Das Würfeln, d.i. die Energiezufuhr, bewirkt das Überschreiten der vorhanden Energiebarriere und mit Wahrscheinlichkeit 5/6 das Eintreten eines anderen Zustandes.

Beispiel 2: Einer der am intensivsten studierten Phasenübergänge ist derjenige zwischen magnetisch und nicht-magnetisch. Unterhalb der Curie-Temperatur (für Eisen liegt sie bei 770^0 C) haben Elementarmagneten innerhalb vieler Substanzen die Tendenz, alle in eine Richtung zu zeigen: Die Substanz ist magnetisierbar. Je höher die Temperatur steigt, umso schwächer wird die Ordnung, bis sie schließlich bei der Curie-Temperatur zusammenbricht.

Beispiel 3: Das in Kapitel 4 gegebene Oszillatorbeispiel ist in zweifacher Hinsicht ein Beispiel für Phasenübergänge. Erstens wird durch die Erweiterung des Potentials von $V(x) = a \cdot x^2$ auf $V(x) = a \cdot x^2 + b \cdot x^4$ für $b \neq 0$ ein qualitativ anderes Systemverhalten erreicht, was physikalisch den Aufbau einer Energiebarriere bedeutet. Zweitens hat für $a<0$, $b > 0$ das System die Möglichkeit, sich im unstabilen Zustand für eine von zwei Phasen zu entscheiden. Zwischen diesen Phasen ist die Barriere der unstabile Zustand.

Innerhalb der Phasenübergangsvorstellung ergibt sich ein klares Kriterium für die physikalische Unterscheidbarkeit von Potenzen und Lösungsmittel: **Lösungsmittel und (Hoch)-Potenzen sind nur dann physikalisch voneinander unterscheidbar, wenn sich während des Verschüttelns bei allen Potenzgraden eine Konstellation von Energiezuständen eingestellt, die nach dem *Abschal-***

ten der Schüttelenergie nicht ohne zusätzlichen Energieaufwand wieder rückgängig gemacht wird. Bei stofflichen Potenzgraden äußert sich diese Energiekonstellation z.B. in eingegangenen chemischen Bindungen. Sie kann sich aber, wie vorher verdeutlicht wurde, nur dann einstellen, wenn erstens die zugeführte Energiemenge genügend groß ist und wenn zweitens ein Zustand *in der Nähe* ist, in den das System fallen und sich darin stabil aufhalten kann. Wie weiter oben ausgeführt wurde, wird durchaus genügend Energie durch Schütteln zugeführt, um zerrissene Bindungen für neue Konstellationen verfügbar zu machen. Die Frage ist: Befindet sich ein Zustand *in der Nähe*, in dem sich solche Konstellationen stabilisieren können ? Um dies beurteilen zu können, braucht man qualitative Kriterien für das Auftreten eines Phasenübergangs sowie für das Vorhandensein und die Stabilität anderer Zustände.

Für den nicht-quantenmechanischen Fall soll im Folgenden zunächst das Kriterium für das Auftreten eines Phasenübergangs in Stichpunkten hergeleitet werden (ausführliche Information ist z.B. bei Chintschin 1964, Glimm u. Jaffe 1981, Hund 1979, Ruelle 1969 zu erhalten).

Ausgangspunkt ist wieder ein System von N Teilchen der Masse m, die sich innerhalb eines Bereichs Λ des dreidimensionalen Raumes $\mathbb{R}^3$ befinden. Die Teilchen sollen paarweise über ein von ihrem Abstand $| q_i\text{-}q_j |$ abhängigen Potential $V(q_i,q_j)$ miteinander wechselwirken. V ist in der Regel ein ziemlich komplizierter Ausdruck. Beispielsweise (s.u.a. Ben-Naim 1978) setzt sich für reines Wasser das Wechselwirkungspotential V aus dem für weitreichende Wechselwirkungen zuständigen Dipol-Dipol-Potential V_{DD}, dem für Nahwechselwirkungen zuständigen Lennard-Jones-Potential V_{LJ} und dem Wasserstoffbrückenpotential V_{HB} additiv zusammen, $V = V_{DD} + V_{LJ} + V_{HB}$.

Mit Hilfe der verallgemeinerten Koordinaten $q=(q_1,...,q_N)$ und der mit ihnen über die Beziehung $p_i(t)=m{\cdot}dq_i(t)/dt$ verknüpften Impulskoordinaten $p=(p_1,...p_N)$ schreibt sich die Gesamtenergie des Systems als Hamiltonfunktion $H_N(q,p) = H_N(q_1,...,q_N,p_1,...p_N)$ = Summe der kinetischen Energien der Teilchen + Summe der paarweisen Wechselwirkungen zwischen den Teilchen ($\approx$ die potentielle Energie) und es gilt:

$$H_N(q,p) = \Sigma_i(1/2m)p_i^2 + 1/2\,\Sigma_{<i,j>}V(q_i - q_j) = \Sigma_i\,(1/2m)p_i^2 + U_N(q_1,...,q_N)$$

Die Hamiltonfunktion ist eine Funktion auf einem abstrakten Raum Γ der Dimension 6N, dem *Phasenraum*. Jeder Punkt $(\mathbf{q},\mathbf{p})$ des Phasenraums wird, bei realen Bewegungen des gesamten Teilchengefüges, in einen Punkt des Phasenraums transformiert.

Wenn also während des Zeitintervalls $[t_0,t]$ der Punkt $M_0 = (\mathbf{q}_0(t_0),\ \mathbf{p}_0(t_0))$ in einen Punkt $M_1 = (\mathbf{q}_1(t),\mathbf{p}_1(t))$ übergeht, dann gilt dies auch für alle anderen Punkte von Γ. Der Phasenraum wird in sich selbst transformiert. Besonders interessant sind dabei jene Transformationen, die Teilräume Γ^* von Γ zwar nicht identisch in sich, aber doch nicht außerhalb von sich transformieren. Diese Teilräume heißen *invariant* und haben für die Berechnung des mittleren Wertes der Gesamtenergie bedeutsame Eigenschaften. Das Volumen invarianter Teilräume bleibt nämlich bezüglich der durch die von $H_N(\mathbf{q},\mathbf{p})$ beschriebenen Phasenraumtransformation gleich (Satz von Liouville), und außerdem kann für invariante Teilräume (Satz von Birkhoff) die Mittelung der Einzelkonfigurationsenergien durch die mittlere zeitliche Energie ersetzt werden. Dies ergibt natürlich nur dann einen Sinn, wenn das Teilchensystem isoliert ist, d.h. mit seiner Außenwelt weder Energie noch Masse austauscht. Für den Fall unseres Systems vor, während und nach der Potenzierung trifft aber zu, daß sowohl Energie ausgetauscht werden kann, als diese auch tatsächlich dadurch ausgetauscht wird, daß ständig die Umgebungstemperatur und während des Verschüttelns auch die Schüttelenergie in Bewegungsenergie der Teilchen umgewandelt wird. Die Umsetzung dieser experimentellen Situation, daß das System sich, wie man sagt, in einem *Wärmebad* befindet, dessen Temperatur im Prinzip, weil meßbar, genau bekannt ist, heißt *Bildung der kanonischen Gesamtheit.*

Die statistische Mechanik führt die Bildung der kanonischen Gesamtheit durch, indem sie den Ausdruck für die Phasenraumvolumina mit dem (normierten) Ausdruck der Wahrscheinlichkeit für die Bildung von Makrozuständen (s.o.) wichtet, d.h. multipliziert. In infinitesimaler Schreibweise geht also $d\Omega_N = \prod dq_i \cdot dp_i$ über in

$$d\Omega_N = (N!)^{-1} \exp[-(kT)^{-1} H_N(q_1,....,q_N,p_1,....,p_N)]dq_1 \cdot...\cdot dq_N \cdot dp_1 \cdot...\cdot dp_N.$$

Durch Einsetzen von $H_N(\mathbf{q},\mathbf{p})$ geht dies über in

$$d\Omega_N = \prod[\exp(-(kT)^{-1}(1/2m)p_i^2)dp_i] \cdot [(N!)^{-1}\exp(-(kT)^{-1}U_N(q_1,...q_N)dq_1 \cdot...\cdot dq_N].$$

Diesen Ausdruck benutzt man, um den über das Phasenraumvolumen Ω gemittelten Wert der Energieverteilung Z_N zu berechnen. Z_N heißt die *kanonische Zustandssumme*. Aus ihr lassen sich alle thermodynamischen Funktionen berechnen.

Es gilt (jeweils bei Integration über Ω_N) :

$$Z_N = (N!)^{-1} \int \exp[-(kT)^{-1} \cdot H_N(\mathbf{q,p})] \, d\mathbf{q} \cdot d\mathbf{p} = (N!)^{-1} \int d\Omega_N.$$

Insbesondere ist die kanonische Zustandssumme über die Beziehung

$$Z_N = \exp[-(kT)^{-1} \cdot \Omega_N \cdot f_N]$$

mit der *freien Energie*

$$f_N = -kT \cdot \Omega_N^{-1} \cdot \ln Z_N$$

verknüpft.

Experimentell erkennt man einen Phasenübergang in einem großen System daran, daß es thermodynamsiche Funktionen, z.B. den Druck oder die Teilchendichte gibt, die sich am Phasenübergangspunkt *anders* verhalten, d.h. ihre Graphen sind dort entweder gar nicht definiert oder haben dort einen Sprung oder einen Knick. Mathematisch ausgedrückt sind die Graphen an diesen Punkten nicht analytisch. Genau diesen Zusammenhang benutzt man in der statistischen Mechanik zur Definition eines Phasenübergangs. **Phasenübergänge liegen nämlich dann vor, wenn es eine thermodynamische Funktion gibt, die nicht analytisch ist.** Man unterscheidet zwischen mehreren Arten von Phasenübergängen. Unterscheidungskriterium ist die Art der Singularität. Bei Phasenübergängen erster Art liegt ein Sprung in einer thermodynamischen Funktion vor. Dies bedeutet, daß kein kontinuierlicher Übergang zwischen den Symmetrien in den einzelnen Phasen stattfinden kann. Symmetrien heißen dabei alle Vorschriften, die die Ordnung der Teilchen des Systems untereinander beschreiben. Phasenübergänge höherer Ordnung sind in der Regel nur nicht stetig differenzierbar, d.h. sie haben einen Knick, an dem die rechtsseitige Ableitung nicht mit der linksseitigen Ableitung übereinstimmt. Bei Phasenübergängen nicht erster Art sind deshalb im Phasenübergangspunkt die beiden Phasen koexistent. Symmetrieänderungen können hierbei u.a. mit einer Änderung des Ordnungsgrades von Kristallen zusammenhängen.

Des engen Zusammenhangs mit der Berechenbarkeit aller thermodynamischen Funktionen aus der kanonischen Zustandssumme wegen ist besonders die freie Energie bei der Bestimmung von Phasenübergangskriterien für ein System von Interesse. Die Kenntnis des funktionalen Zusammenhangs der kanonischen Zustandssumme erlaubt theoretische Abschätzungen für beliebig groß werdende Teilchenzahlen und somit prinzipielle Aussagen über das Vorkommen von Phasenübergängen. Integriert man die kanonische Zustandssumme Z_N, dann ergibt sich

$$Z_N = c(N,m,T) \cdot (N!)^{-1} \int \exp[-(kT)^{-1} U_N(q_1,...,q_N] \, dq$$

wobei $c(N,m,T)$ der von den Impulsen p_i herrührende Anteil ist, der sich, wegen deren Normalverteilung, bei festem T, in einer Konstanten niederschlägt. Ausschlaggebend für eine Singularität in der freien Energie wird deswegen bei festem T nur die Annahme über Art und Reichweite der Wechselwirkung $U_N(q_1,...,q_N)$, der potentiellen Energie des Gesamtsystems, zwischen den Teilchen sein. Wie schon weiter oben dargelegt, ist bereits im Falle von reinem Wasser das Wechselwirkungspotential ein ziemlich komplizierter Ausdruck. Realistische Annahmen über das Lösungsmittel bei der Potenzierung und den zugesetzten Anteil vereinfachen diesen Ausdruck mit Sicherheit nicht.

Der **Nachweis eines physikalischen Unterschieds zwischen (Hoch)-Potenzen und Lösungsmittel erfordert also zu zeigen, daß unter realen Bedingungen die freie Energie Singularitäten haben kann.** Die Singularitäten selbst hängen von der Art der angenommenen Wechselwirkung ab, und es ist zu vermuten, daß neben den paarweisen Wechselwirkungen für einen Modellansatz noch kollektive, länger reichweitige Wechselwirkungen ins Spiel gebracht werden müssen. Die physikalische Sinnhaftigkeit ihres Vorkommens zu begründen, ist dann ein weiteres Problem.

Damit alleine ist es aber nicht getan. Es muß weiterhin gezeigt werden, daß in *erreichbarer Nähe* des bei Zimmertemperatur angeregten Systems ein *definierter Attraktor* vorhanden ist, in dem sich das System nach dem Schüttelvorgang aufhalten kann. In der Barnard'schen Theorie beispielsweise ist, mit Recht oder nicht sei einmal dahingestellt, dem polymerähnlichen Zustand die Rolle dieses Attraktors zugeschrieben. Da dieser Systemzustand über die Zeit und innerhalb bestimmter Energieintervalle permanent bleiben soll, muß man davon ausgehen, daß, falls überhaupt vorhanden, definierte Attraktoren in invarianten Teilräumen (s.o.) des

Phasenraums zu suchen sind. Der Nachweis ihrer Existenz bei realen Bedingungen muß geführt werden.

In die real vorhandenen Bedingungen wird neben den oben beschriebenen Angaben über die Stärke des Kraftstoßes, die Menge des über Erwärmung abgeführten Energieanteils, den Angaben über die Komponenten des mit Sicherheit nicht reinen Lösungsmittels und den Angaben über die Wahl des angenommenen Potentials respective der Reichweite der Wechselwirkung noch eine Reihe anderer Größen eingehen müssen. Es wird u.a. entschieden werden müssen, ob innerhalb der klassischen Mechanik an einem kontinuierlichen hydrodynamischen System gearbeitet werden kann oder ob die Betrachtung von Quantensystemen notwendig ist. Quantensysteme würden z.B.dann notwendig, wenn sich herausstellt, daß sich die Schwingungszustände der beteiligten Moleküle durch die Potenzierung verändern können.

Da bis jetzt nur klar ist, daß die Potenzierung, soll sie zu einem definierbaren Unterschied zwischen Lösungsmittel und Hochpotenz führen, einen Phasenübergang herbeiführen muß, dessen genaue Beschaffenheit aber unbekannt ist, kann konsequenterweise auch nichts Konkretes über die Auswirkung eines solchen Phasenübergangs auf biologische Systeme gesagt werden. Das in Kapitel 4 durchgespielte und auf einer Unterstellung beruhende Modell von der möglichen elektromagnetischen Wechselwirkung zwischen dem Organismus und schwachen externen Stimuli berechtigt trotz vorhandener Koinzidenzen mit experimentellen Ergebnissen zum jetzigen Zeitpunkt nicht zu der Aussage, daß Hochpotenzen über diesen Mechanismen wirken bzw. daß sie überhaupt wirken.

7 Literaturverzeichnis

Anbar M (1966) Chemical Reactions induced by Sound. New. Scientist 12:305

Anbar M (1968) Cavitation during Impact of Liquid Water on Water: Geochemical Implications. Science 161:1343

Andrew EA, Belij MU, Sitko SP (1984) Äußerungen eigener charakteristischer Frequenzen des menschlichen Organismus, Ber. Akad. Wiss. Ukrain. SSSR Nr. 10 Serie B: 60

Anschütz F (1987) Ist die Homöopathie wissenschaftlich überprüfbar ? Die Neue Ärztl. vom 25.9..

Anschütz F (1990) Homöopathie muß sich gleichen Prüfmethoden stellen. Die Neue Ärztl. vom 10.1..

Barnard GO (1965) Microdose Paradox - A New Concept. J.A.I.H. 58:205

Barrow GM (1982) Physikalische Chemie. 5.Aufl.. Vieweg, Braunschweig

Barthel H, Klunker W (1987) Synthetisches Repertorium. Haug, Heidelberg

Bayr G (1982) Kybernetische Denkmodelle der Homöopathie, 2. Aufl.. Haug, Heidelberg

Ben-Naim A (1978) Statistical Mechanics of Aqueous Fluids, In: Croxton, CA (Hrsg.) Progress in Liquid Physics. John Wiley & Sons, Chicester New York Brisbane Toronto

Bergholz W (1985) Homoeopathic Dilutions - High Potencies, A Physicist's Dilemma. Brit. Hom. Res. Group Comm. 13:23

Bernal JD, Fowler RH (1933) A Theory of Water and Ionic Solutions with Particular Reference to Hydrogen and Hydroxyl Ions, J. Chem. Phys, 1(8):515

Boiron J, Cier A (1971) Influence de differents facteurs physiques sur l'activité pharmacodynamique des dilutions infinitesimales. Ann. Hom. Fr. 13:549

Boiron J, Luu C (1981) Structure de l'eau avec le mécanisme d'action du médicament homéopathique, Ann.Hom.Fr. 23:53

Brucato A, Stephenson J (1966) Dielectric Strength Testing of Homoeopathic Dilutions of $HgCl_2$. J.A.I.H. 59:281

Brunner H, Dransfeld K(1982) Lichtstreuung an Makromolekülen, In: Hoppe W, Lohmann W, Markl H, Ziegler H (Hrsg.) Biophysik. 2.Aufl., Springer, Berlin Heidelberg

Callinan P (1985) The mechnism of Action of homoeopathic remedies - towards a definitive model. Section C: Mode of action, J. Complementary Med. 1(1):35, 1(2):34

Carrington C, McLachlan AD (1967) Introduction to Magnetic Resonance. Chapman and Hall, London

Chernikov FR, Kusnetsov VN (1989a) Low-Frequency Spectra of the Rayleigh Light Scattering by Homoeopathic Preparations, In: Abstractband: Fundamental Aspects of the Applications of Microwave Electromagnetic Radiation in Medicine, Kiew

Chernikov FR, Saletsky AM, Kuznetsov VN (1989b) Researches of changes of intensity of Rayleigh light scattering in water. Ref. in Chernikov u. Kusnetsov (1989a)

Chintschin AJ (1964) Mathematische Grundlagen der statistischen Mechanik. BI, Mannheim

Coulter CR (1986) Portraits of Homoeopathic Medicines. North Atlantic Books, Berkeley

Cullen W (1790) Abhandlung über die Materia medica, übersetzt von S. Hahnemann, Schwickert, Leipzig

Devyatkov ND, Sevastyanova LA, Vilenskaya RL, Smolyanskaya AZ, Kondrateva VF, Chistyakova EN, Shmakova IF, Ivanova NB, Treskunov AA, Manoilov SE, Zalyubovskaya NP, Kiselev RI, Gaiduk VI, Khurgin YI, Kudryashova VA (1974) Sov. Phys.-Usp. 16:568

Doman M (1990) Persönliche Mitteilung

Dorn W (1966) Physik/Oberstufe, 10. Auflage. Hermann Schroedel Verlag, Hannover

Eckart WU (1991) Christian Friedrich Samuel Hahnemann (1755 - 1843) und die medizinischen Konzepte seiner Zeit. Festvortrag 46. LMHI-Tagung. Veröff. in "naturamed" Sonderheft (ISSN 0931-1513):6

Eichelberger O (1983 -88) Klassische Homöopathie. Haug, Heidelberg

Franks F (1972) Water - A Comprehensive Treatise, Vol. 1. Plenum Press, New York

Fräntzki E (1976) Die Idee der Wissenschaft bei Samuel Hahnemann. Haug, Heidelberg

Fricke U (1983) Placebo - ein Aspekt der Pharmakotherapie. MED. MO.PHARM:357

Fritzsche H (1982) Samuel Hahnemann, Idee und Wirklichkeit der Homöopathie, Nachdruck, 3. Aufl.. Haug, Heidelberg

Fröhlich H (1980) The Biological Effect of Microwaves and Related Questions. Adv. Electron. Electron Phys. 53:85

Fröhlich H (1983) Evidence for Coherent Excitations in Biological Systems. Int. J. Quant. Chem. 23:1589

Fröhlich H, Kremer F (1983) (Hrsg.) Coherent Excitations in Biological Systems. Springer, Berlin Heidelberg

Fröhlich H (1988) Theoretical Physics and Biology. In: Fröhlich H. (Hrsg.) Biological Coherence and Response to External Stimuli. Springer, Berlin Heidelberg

Gay A, Boiron J (1953) Demonstration physique de l'éxistence réelle du remède homéopathique, Edit. Lab. P.H.R., Lyon

Gebhardt KH (1986) Beweisbare Homöopathie. 2.Aufl.. Haug, Heidelberg

Gerthsen C (1966) Physik, 9. Aufl.. Springer, Berlin Heidelberg

Gibson RG, Gibson SLM (1980) Homoeopathic therapy and rheumatoid arthritis: evaluation by double-blind clinical therapeutical trial. Br. J. Clin. Pharm. 9:426

Glimm J, Jaffe A (1981) Quantum Physics. Springer, NewYork Heidelberg

Grundler W, Keilmann F, Putterlik V, Santo L, Strube D, Zimmermann I (1983) Nonthermal resonant effects of 42 GHz microwaves on the growth of yeast cultures. In:Fröhlich H, Kremer F (Hrsg.) Coherent excitations in biological systems.Springer, Berlin Heidelberg

Grundler W, Jentzsch U, Keilmann F, Putterlik V (1988) Resonant Cellular Effects of Low Intensity Microwaves. In:Fröhlich H (Hrsg.) Biological Coherence and Response to External Stimuli. Springer, Berlin Heidelberg

Gutmann V, Resch H (1979) The Donor-Acceptor Approach to Interfacial Phenomena. Rev. Inorg. Chem., 1(1): 51

Gutmann V, Resch H (1988) Hochpotenzen und Molekularkonzept. therapeutikon, 4:245

Hadley SJ (1981) An experiment showing an increase with dilution in a physical para-meter. Br.Hom.J. 70:129

Haehl R (1922) Samuel Hahnemann, sein Leben und Schaffen. Dr. W. Schwabe, Leipzig

Hahnemann S (1843/1985) Organon der Heilkunst, 6. Auflage, Nachdruck. O-Verlag, Berg a. Starnb. See

Hahnemann S (1955) Reine Arzneimittellehre. Nachdruck, Haug, Ulm

Hahnemann S (1988) Die Chronischen Krankheiten. Nachdruck, Haug, Heidelberg

Hahnemann S (1796) Versuch über ein Prinzip zur Auffindung der Heilkräfte der Arzneisubstanzen, nebst einigen Blicken auf die bisherigen. J. d. practischen Arzneykunde und Wundarzneykunst, 2:391 und 465

Haken H (1973) Quantenfeldtheorie des Festkörpers. Teubner, Stuttgart

Haken H (1979 - 81) Licht und Materie I + II. BI, Mannheim

Harisch G, Kretschmer M (1990a) Zur Biochemie der Wirkungsentfaltung homöopathischer Verdünnungen. In:Albrecht H, Franz G (Hrsg.) Naturheilverfahren, Zum Stand der Forschung. Springer, Berlin Heidelberg

Harisch G, Kretschmer M (1990b) Jenseits vom Milligramm. Springer, Berlin Heidelberg

Heintz E (1941) Physikalische Wirkungen hochverdünnter potenzierter Substanzen. Die Naturw. 48:713

Heintz E (1942) Originalmitteilung. Die Naturw. 49:642

Henne H (1973) Hahnemann und die Schellingsche Naturphilosophie. Sonderdruck Kongreßber. XXXIII. Int.Kongr.f.Hom.,Wien

Hund F (1979) Grundbegriffe der Physik. 2. Aufl., BI, Mannheim

Illing KH (1986-88) Homöopatische Taschenbücher. Haug, Heidelberg

Ives G (1980) Relative Permittivity as a measure of homoeopathic Potency Effect. Midlands Homoeopathy Research Group, Newsletter 3:15

Jones RL, Jenkins MD (1981) Plant responses to homoeopathic remedies. Brit. Hom. J. 70:120

Jones RL,Jenkins MD(1983a) Comparison of wheat and yeast as in vitro models for investigating homoeopathic medicines. Brit. Hom. J. 72:143

Jones RL, Jenkins MD (1983b) Effects of hand and machine succussion on in vitro activity of potencies of Pulsatilla. Brit. Hom. J. 72:21

Jung CG (1982) Studien über alchemistische Vorstellungen. Bd. 13 d. gesammelten Werke, Walter, Olten

Jussal RL (1978) A brief report from the Research Directorate. Homoeopathician 2:78

Jussal RL, Meera S, Dua RD, Mishra RK (1982) Physical Effects on the Suspending Mediums by Compounds in asymptotically infinite Dilutions. Hahnem. Gleanings 3,XLIX :114

Jussal RL, Mishra RK, Dua RD (1983) Dielectric Dispersion of Weak Alcoholic Solutions of some Drugs at high Frequencies using time domain Spectroscopy, Hahnem. Gleanings 50:358

Jussal RL,Dua RD,Mishra RK,Meera S,Agarwal A (1984) Effects of Ultradilutions on Neurotransmitter/Enzyme. Hahnem. Gleanings 51:245

Kaiser E (1969) Paracelsus. Rowohlt, Hamburg

Kaiser F (1988) Theory of Non-Linear Excitations. In: Fröhlich H (Hrsg.) Biological Coherence and Response to External Stimuli. Springer, Berlin Heidelberg

Katsch JF (1891) Medizinische Quellenstudien. Entwicklungsgang des Ähnlichkeitsaxioms von Empedokles bis Hahnemann, Stuttgart

Keilmann F (1985) Biologische Resonanzwirkungen von Mikrowellen, Physik in unserer Zeit, 16. Jahrg. .(2):33

Kent JT (1985) Repertorium der homöopathischen Arzneimittellehre. Nachdruck, Haug, Heidelberg

Khan MT, Saify ZA (1973) Physical Aspects Related to the Problems in Potentized Drugs, Kongreßband LHMI-Tagung

Khan MT, Saify ZA (1975a) Estimation and Comparison of Homoeopathic Potencies by means of Laboratory Methods. Jubilee Congress LMHI, XXX. Int. Congr. for Hom. Med., Rotterdam

Khan MT, Saify ZA (1975b) Estimation of low and higher homoeopathic Potencies by means of Biochemical & Pharmacological Methods. J.A.I.H.:97

King G (1988) Experimental Investigations for the Purpose of Scientifical Proving of the Efficacy of Homoeopathic Preparations. Dissertation, Tierärztl. Hochsch., Hannover

Kirchhoff J (1982) Schelling. Rowohlt, Hamburg

Kleinsorge H, Steichele C, Sander A (Hrsg.) (1987) Klinische Arzneimittelprüfung. Kohlhammer, Stuttgart

Kohnen N (1985) Der Begründer der Homöopathie: Samuel Hahnemann - eine Persönlichkeit zwischen Aufklärung und Romantik. In: Nordrh. Westf. Akad. f. Ärztl. Fort- u. Weiterbildung (Hrsg.) Schriftenreihe Bd. 3, Düsseldorf

Kroneberg HG (1986) Placebotherapie. Pharm.Ind. 48:1006

Kumar A, Jussal RL (1979) A hypothesis on the nature of homoeopathic potencies. Brit. Hom. J. 68:197

Lasne Y, Duplan JC, Fenet B, Guerin A (1989) Contribution a l'approche scientifique de la doctrine homéopathique. DeNatura Rerum 1(3):38

Ludwig W (1991) Physikalische Grundlagenforschung in bezug auf Informationsspeicherung in lebenden Systemen und homöopathischen Medikamenten. Erfahrungsheilkunde 4: 293

Luu C (1976) Etude des Dilutions Homéopathiques par Spectroscopie Raman-Laser. edité par: LES LABORATOIRES BOIRON, Dépot légal 2e trimestre 1976, n^0 841, Editions et Imprivéries du Sud-Est, Lyon

Luu C, Luu DV, Boiron J (1980) Perturbation de la Structure de l'eau liquide par effet thermique et par la présence d'une substance étrangère. Trav. Soc. Pharm. Montpellier 40:1

Luu C, Luu DV, Boiron J (1981) Modèlle de Structure pour l'eau liquide: Déconvolution de la bande Raman v(OH). Trav. Soc. de Pharm. Montpellier, 41(3):203

Luu C, Luu DV, Rull F, Sopron F (1982) Etude par Effet Raman de la Perturbation Structurale de l'eau liquide par une substance étrangère.J. Mol. Struct., 81:1

Luu C, Luu DV(1975) Etude des Dilutions Homéopathiques par Effet Raman-Laser, Ann.Hom.Fr.17: 433

Luu C, Luu DV (1985) L'eau et le médicament homéropathique. Kongreßband LMHI, Lyon

Mann KC, Vickers TJ, Gulick WM (1974) Instrumental Analysis. Harper & Row, New York

Martini P (1953) Methodenlehre der therapeutisch klinischen Forschung. Springer, Berlin Heidelberg

Mezger J (1987) Gesichtete Homöopathische Arzneimittellehre, 7.Aufl.. Haug, Heidelberg

Milner DR, Owen M (1979) Investigation of Homoeopathic Dilutions by a Crystallisation Technique. Midlands Homoeopathy Research Group, Newsletter No. 2:10

Moore WJ, Hummel DO (1973) Physikalische Chemie. De Gruyter, Berlin

O'Kneffe D (1986) The Lancet, Nov. 8:1106

Ostwald W (1927) Physikalisch-chemische Grundlagen der Homöotherapie. Biologische Schriftenreihe, H. 3, Radeburg-Madans & Co

Pagel W (1962) Das Medizinische Weltbild des Paracelsus, Seine Zusammenhänge mit Neuplatonismus und Gnosis. In: Goldammer K. (Hrsg.) Kosmologie, Bd. 1, Wiesbaden

Paschero TP (1983) Die Heilung. Burgdorf, Göttingen

Paul HH, Penka V, Lohmann W (1982) Kernresonanzspektroskopie. In: Hoppe W, Lohmann W, Markl H, Ziegler H (Hrsg.) Biophysik, 2. Aufl.. Springer, Berlin Heidelberg

Pople JA (1951) Molecular assiciation in liquids II. A theory of the structure of water. Proc. Roy. Soc. A205:163

Prokop O, Prokop L (1957) Homöopathie und Wissenschaft. Enke, Stuttgart

Reilly D, Taylor M, McSharry C, Aitchison T (1986) Is Homoeopathy a Placebo Response ? The Lancet, Oct. 18:881

Resch,H (1981/1982) Zur Frage der Hochpotenzen. Allg. Hom. Z., 6 (1981):229, 1(1982):14

Resch G, Gutmann V (1986) Wissenschaftliche Grundlagen der Homöopathie, O-Verlag, Berg a. Starnb. See

Righetti M (1988) Forschung in der Homöopathie. Burgdorf, Göttingen

Ritter H (1974) Samuel Hahnemann, Sein Leben und Werk in neuer Sicht. Haug, Heidelberg

Ruelle D (1974) Statistical Mechanics, 2. Aufl.. Benjamin, Londen Amsterdam DonMills Sydney Tokyo

Sachs L (1984) Angewandte Statistik,6. Aufl.. Springer, Berin Heidelberg

Sacks AD (1983) Nuclear Magnetic Resonance Spectroscopy of Homoeopathic Remedies. J. Holistic Med., 5(2):172

Schadewaldt H (1972/1973) Der Ähnlichkeitsgedanke bei Paracelsus. Allg. Hom. Z. 6(1972):26, 1(1973):12

Schelling KFA (1974-76) (Hrsg.) Schelling, F.W.J.v. Sämtliche Werke. Wiss. Buchgesellsch., Darmstadt,

Scofield AM (1984) Experimental research in homoeopathy - a critical review. Brit. Hom. J. 73:161 und 211

Shapiro SS, Wilk MB(1965) An Analysis of variance test for Normality. Biometrika 52:591

Shapiro SS, Wilk MB, Chen HJ (1968) A Comparative Study of Various Tests for Normality. Amer. Stat. Assoc. J., Dez.:1343

Shipley M, Berry H (1983) Controlled trial of homoeopathic treatment of oesteoarthritis. The Lancet :97

Smith CW (1988) Electromagnet Effects in Humans. In: Fröhlich H (Hrsg.) Biological Coherence and Response to External Stimuli. Springer, Berlin Heidelberg

Smith RB, Boericke GW (1966) Modern Instrumentation for the Evaluation of Homoeopathic Drug Structure. J.A.I.H. 14:263

Smith RB, Boericke GW (1968) Changes caused by Succussion on NMR patterns and Bioassay of Bradykinin Triacetate Succussions and Dilutions. J.A.I.H. 16:197

Smith RB (1970) Modern Chemical Concepts That Relate To Homoeopathy. Vortragsmanuskript Hom. Med. Soc. of the State of Pennsylvania

Stauff J (1960) Kolloidchemie. Springer, Berlin Heidelberg

Stephenson J (1957) An Investigation into the Precipitation of a Supersaturated Solution of Sodium Thiosulfate in the Presence of Homoeopathic Dilutions of Sodium Thiosulfate. J.A.I.H. 50:266

Stephenson J, Brucato A (1960) The effect of succussed Macro- and Microdilutions of Sodium Thiosulfate ($Na_2S_2O_3$) on supersaturated solutions of Sodium Thiosulfate. J.A.I.H. 53:94

Strebel J (1944 - 49) (Hrsg.) Paracelsus, Sämtliche Werke in zeitgemäßer Kürzung. St. Gallen

Suslick KS, Hammerton DA, Cline RE (1986) The Sonochemical Hot Spot. J. Amer. Chem. Soc. 108: 5641

Tischner R (1939) Geschichte der Homöopathie. Dr.W. Schwabe, Leipzig

Vithoulkas G (1986a) Essenzen homöopathischer Arzneimittel. Privatdruck d. dt. Übersetzung: S. Faust, Höhr-Grenzhausen

Vithoulkas G (1986b) Die wissenschaftliche Homöopathie. Burgdorf, Göttingen

Webb SJ, Doods DD (1968) Inhibition of bacterial Cell growth by 136 gc microwaves. Nature 218:374

Wehr G (1973) C.G. Jung. Rowohlt, Hamburg

Weingärtner O (1988) Homöopathie verstehen - Versuch eines naturwissenschaftlichen Zugangs. therapeutikon 5:310

Weingärtner O (1989) NMR-Spektren von Sulfur-Potenzen. therapeutikon 3:438

Weingärtner O (1990) Experimentelle Studien zur physikalischen Struktur homöopathischer Potenzen. In:Albrecht H, Franz G (Hrsg.) Naturheilverfahren, Zum Stand der Forschung. Springer, Berlin Heidelberg

Wiesenauer M (1981) Homöopathie in Theorie und Praxis, Folge 1 DAZ, 125. Jahrg. (47):254

Wiesenauer M (1990) Arzneimittel der besonderen Therapierichtungen - Probleme des Wirksamkeitsnachweises. In: Albrecht H, Franz G. (Hrsg.) Naturheilverfahren, Zum Stand der Forschung. Springer, Berlin Heidelberg

Wolter H (1981) Klinische Homöopathie in der Veterinärmedizin, 2.Aufl.. Haug, Hei-del-berg

Wurmser L (1969) Die Entwicklung der homöopathischen Forschung. Allg. Hom. Z. 214 (Hefte 8 - 11)

Young TM (1975) Nuclear Magnetic Resonance Studies of Succussed Solutions, A Preliminary Report. J.A.I.H. 68: 8

Sachverzeichnis

Druck: Mercedesdruck, Berlin
Verarbeitung: Buchbinderei Lüderitz & Bauer, Berlin